ストレスチェックを実施するなら、

「診断書」を読み解く力をつけろ

前・日本産業ストレス学会理事長
夏目　誠

社会保険出版社

はじめに

「診断書」を読み間違える人が激増！

企業で精神科医をしていると、産業医や産業看護職、人事・労務・総務担当、管理職の方々から診断書を見せられ、解説や意見を求められる。「診断名」に関するものがほとんどだ。「うつ状態」が半数以上を占め、職場関係者の多くはそれを「うつ病」だと思っている。そして「うつ病は無理をさせないこと。励ましてはいけないのですね」という話になる。

「状態名」を「病名」と思い込んでいる

私が、「うつ状態」は「状態像、すなわち落ち込んだ状態にある」ことを示しているだけであり、「病名」ではないと言っても、通じない。あるいは「うつ状態」にはさまざまな「病気」や「障がい」、例えば「適応障がい」、「発達障がい」、「パーソナリティ障がい」、「統合失調症」などがあり、それぞれ対応が異なると話しても理解していただけない。

復帰後の「間違えた対応」に直結

最大の問題点は職場復帰後に「適応障がい」や「発達障がい」などのケースを「うつ病」だと思って対応し、結果的に復帰がうまくいかず、再発することである。

私はこのような事実を知ってから、診断書を正しく知って、読み解いていただくことの大切さを痛感した！　本書を書かなければというエネルギーにつながった。

「診断書」を読み解く力がつく

本書はこれらの問題点を整理・分析。「間違えた対応」にならないように、正確に読み解くための知識とポイントを説明した本である。最も間違えやすい職場復帰対応の落とし穴についても、3事例から解説した。

多くの事例やイラストでわかりやすく、印象に残る！

事例やイラストを多用。短時間で理解できるので、人事・労務・総務担当者をはじめ管理職、産業医、産業看護職等にご活用いただければ幸甚である。必ずや現場で活用できます。

２０１５年12月から、労働安全衛生法の一部改正による「ストレスチェック制度」が実施

労働安全衛生法が改正され、２０１５年12月から勤労者を対象にした「ストレスチェック制度」が実施となった。従業員50人以上のすべての事業所で、実施が義務付けられている。ポイントは３つ。１．実施者は医師や保健師などの専門職であること。２．対象者は現在のストレス状態（ストレス度が高いか、そうでないか）を知るために、仕事のストレス要因・心身のストレス反応・周囲のサポートの３領域から診る「ストレス調査票」で自分をチェックすること。３．企業や組織の労働衛生委員会関係者、人事・労務・総務担当者、及び職場の管理職、産業看護職などにとって最も重要なのがここ、「高ストレス」と判定された人を対象に、本人が届けてくれれば、「医師の面接指導」を行うことである。

そして、産業医などによる面接指導の結果、うつ病や適応障がいなどの「病気・障がい」や「不調」が疑われれば、精神科医などの専門医に紹介する措置が取られる。

診断書が増加⇩本書の知識が必須になる！

精神科医を紹介され受診。診察後に「うつ状態」などが発見されれば、「休養加療が必要である」との診断書が主治医から提出されてくるだろう。その場合に本書に記載された「診断書を読み解く力」が必ず役に立つ！　この力をつけておかないと対応を間違え、職場のメンタルヘルスを不安と混乱に落とし込み、健康経営の足を引っぱることになるのは、以下本文でご説明する通りである。

ストレスチェックを実施するなら、

「診断書」を読み解く力をつけろ

目次

第3章 「うつ病」を知り、対応を間違えない……71

第5章 〝大人の発達障がい〟「アスペルガー症候群」の理解と支援

第6章 失敗しない職場復帰のために……155

第1章

診断書を読み解く力をつけろ

診　断　書

氏　　名　中野　太郎　　　　（男・女）

生年月日　平成２年４月30日　（ 23歳 ）

住　　所　大阪市・・・・・・・・・・・・・・

診断名：　うつ状態

頭記疾病により

平成25年９月10日から

２ヶ月間の休養加療を必要と認める。

平成25年９月９日

夏川メンタルクリニック

大阪市中央区城見町・・・・・・

医師　夏川　太郎　夏川

診断書には、何が書いてあるのか？

何がわかるのか？

ある朝突然、部下の中野さん（仮称）から右の診断書を受け取り、あたふたしている某メーカーの総務課長。そして、独りつぶやいている。

「まさか、中野さんが『心の病気』になるとは。『うつ状態』とは、『うつ病』か。病気に見えないよな」、「急に休むと言われても、どうしようか？　みんなにはどう説明すればよいだろうか？」、「本人は突然で、引き継ぎも無理だと言うし…。２ヶ月間の彼の仕事を７人で分けると、１人当たりの仕事量が15％も増える。それでなくても多忙な課だ。大変だ…」。

「職場には、いつ戻ってこられるのだろうか。私だけの判断では限度がある。まず上司の部長に相談し、それから人事部のほうにも連絡を入れなくては」と、少しずつ考えがまとまってきた課長。部長に診断書を見せ、相談した。

部長は、「２ヶ月病欠か…。わが社でもメンタル病は増えているので、対応を考えましょう。

彼の仕事を、すべて分担するのは大変だ。１名、非常勤の人を入れましょう」と言う。人事部に相談したら、１名の非常勤社員を入れてくれた。そこでようやく課長は「お見舞いに行ったほうがよいだろうな」と考えてみる。

この診断書からわかったのは、2つのことだけ

Ｐ20の診断書からわかるのは、１・「うつ状態」という「状態名」、２・２ヶ月間、会社を休み、専門的な治療が必要、という2点。これだけである。

総務課長、大山さん（45歳）の席にやってきて診断書を提出した中野さん（24歳）は、この春大学を卒業し、入社後の３ヶ月研修を終えて総務課に配属された新人。入社４年目の先輩、高田さんが指導を担当していた人である。診断書を手渡された課長は、それまで彼に病気と思わせるものがなかったから、とにかく意外であった。診断書に目をやれば、「９月10日から２ヶ月間の休養加療を必要と認める」とある。「２ヶ月も休むほどの重病か。いきなり２ヶ月と言われてもね…」。

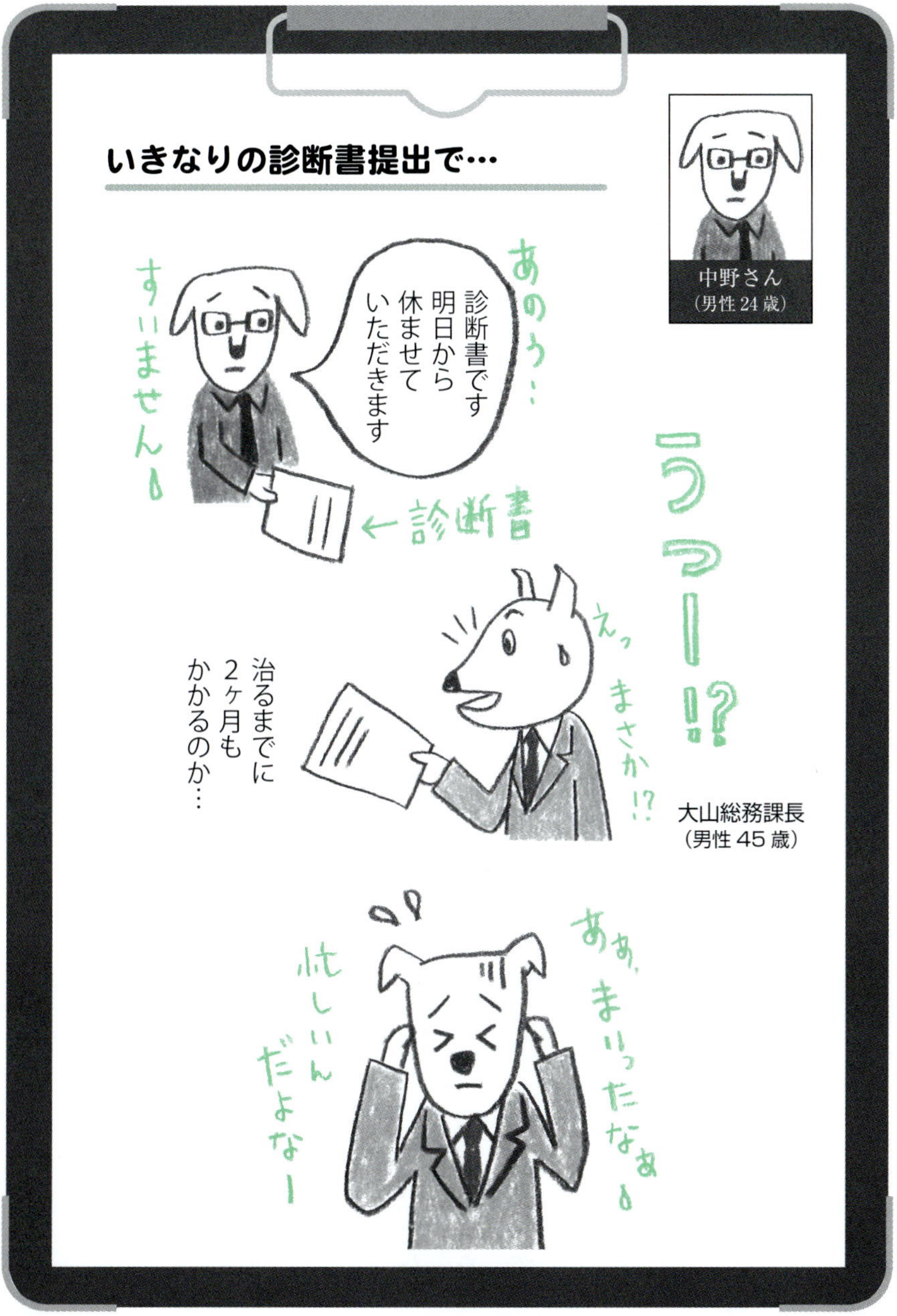
いきなりの診断書提出で…
中野さん
（男性 24 歳）
すいません
あのぅ‥
診断書です
明日から
休ませて
いただきます
←診断書
えっ
まさか!?
うっー!?
治るまでに
２ヶ月も
かかるのか…
大山総務課長
（男性 45 歳）
ああ、まいったなぁ
忙しいんだよなー

本人は、「うつ病」と主張

中野さんは、自ら「『うつ病』です。医師から言われました。ドクターストップですよ。治療を受けるために休ませてもらいます」と言う。また、「僕は、課長たちのひどい指導の仕方が病気の原因の1つになっていると思います」と主張する。そして「病気ですから、このまま自宅に帰り静養します」と言って、帰って行った。

「あの彼が『うつ病』だったとは、どう対応したらよいのか」「私や先輩の指導で『病気』になった?」、「そんなことはないだろう」、「引き継ぎなしで対応できるだろうか。課員で仕事を分担しなければいけないなぁ…。まず指導担当である高田君から話を聴こう」と、頭の中でぐるぐると考えながら、高田さんを呼ぶ課長であった。

近頃、このようなケースにもよく出合う。診断書の診断名は『うつ状態』としか書いていないが、本人が『うつ病』と言うのだから、うつ病なのだろう。職場の上司も、人事・労務担当者も、家族もそう思う。実は、ここに落とし穴があるのだが…。

本人が言うのだから…

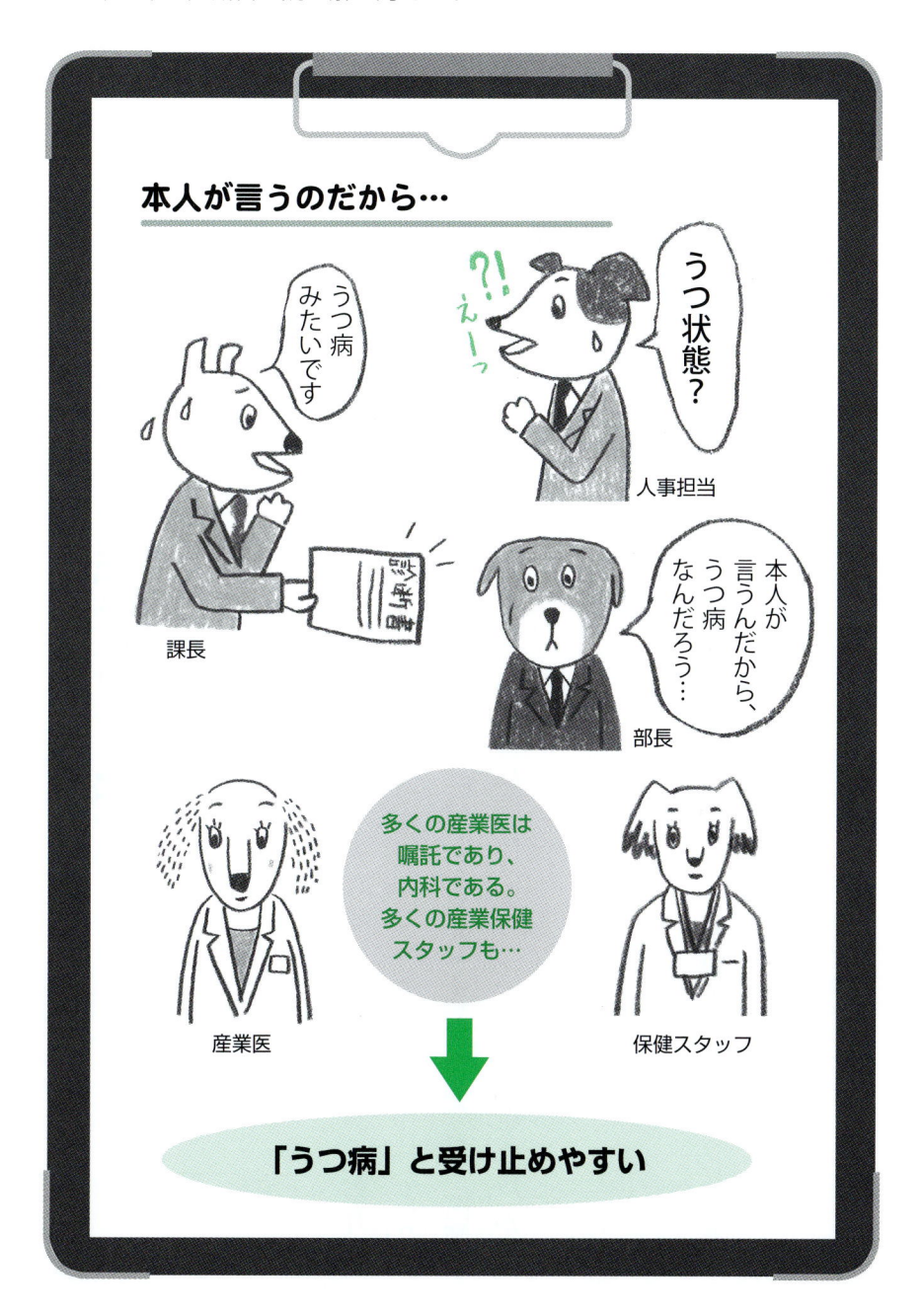

うつ病みたいです
診断書
課長
うつ状態?
?!
えーっ
人事担当
本人が言うんだから、うつ病なんだろう…
部長
多くの産業医は嘱託であり、内科である。多くの産業保健スタッフも…
産業医
保健スタッフ
「うつ病」と受け止めやすい

診断書とは主治医が出す証明書

公的文書である

Ｐ20に挙げたのが、課長が受け取った診断書である。上から順に氏名、性別、生年月日、住所など対象者の属性が書かれている。診断名は「うつ状態」であり、「9月10日から2ヶ月間の休養加療を必要と認める」と記述されている。医師しか判断できない部分だ。医師が書いた診断書は公的文書として扱われる。職場が守らなければならない「安全配慮義務」から、診断書の内容は尊重しなければならない。

安全配慮義務とは

労働安全衛生法や労働契約法にある。「事業者は社員が安全に健康で働けるように注意する義務がある」とされている。企業は仕事に伴う疲労や心理的負担などが過度に蓄積して労働者の心身の健康を損なうことがないように注意する義務がある。

「病名」と「状態名」は違う

まず診断名である。内科や外科などでは「高血圧症」や「糖尿病」などの「病名」が書かれることが多いが、「うつ状態」とある。病名なら「うつ病」ではないのか？　そう思いながら、多くの人はただなんとなく「うつ病」なんだろうと理解する。「うつ状態」とは、「今、気分が落ち込んでいて、うつ的になっている」、「無気力でうつになっている」との状態を示す。

精神科や心療内科では、病名よりは「うつ状態」のような「状態名」で書かれることが多い。なぜなら、精神科や心療内科主治医は１回や２回の診察だけで「病名」をつけるのが難しいからだ。一般的に、「２つくらいの病名」を頭において、薬の効果や経過を見ながら「病名」をつけることが多い。だから、とりあえずの診断名として「状態名」をつける。

次に、内科などと違い、精神科では長い間「心の病気」や「精神病」という病気に伴う「誤解と偏見の歴史」から、本当の「病名」を記載しないことが多い。「本当の病名」を書くと患者さんが職場などで不利な対応をされやすいからである。

「休養加療」とは

病欠期間は、どの程度か

診断書の次のポイントは「休養加療」という専門用語である。あまり耳にしたことはないだろう。読んで字のごとく、会社などを休み自宅や病院などで休養をとり、薬物療法やカウンセリングなどの治療を行うという意味がある。特に「心の病気」の場合、休養をとることが重要になる。また、ストレスになっている職場から離れることで、心が休まるのだ。「診断書を出して職場から離す」ことを環境調整といい、対人関係の職場ストレスが強いケースには特に有効である。

中野さんの主治医が診断書に記した病欠期間の判断は、2ヶ月間。つまり2ヶ月間は出勤は無理であるというものだ。2ヶ月が長いのかどうか意見は分かれる。診断書は、通常は1ヶ月間の病欠が多いのであるが、主治医から見て、長期間の療養が必要なケースである場合、2ヶ月間と書くこともある。

「加療」とは専門家による治療を行うこと

「加療」は精神科医や心療内科医、産業医が治療を行うことである。治療は休養と薬物療法、カウンセリングが３本柱である。

精神科でも、さまざまな薬が使われる。まず睡眠導入剤を使う。多くの患者さんはストレスに伴う不安や恐怖、緊張、焦燥感情のために眠れない。眠りも浅い。あるいは夜中に何度も目覚める。睡眠がとれていない。薬を服用し、ぐっすり眠れると本当に楽になる。表情がやわらかくなり、食欲も出る。次第に症状が軽快していく。余裕が出てくるのだ。

次に、日中も不安や緊張、焦燥感などが強い場合には抗不安剤が有効である。「うつ状態」を招いている原因に、適応障がいや不安障がい、パニック障がいなどの心の不調があると、朝は症状がひどいが夕方になるにつれ落ち着くという、うつ病のような日内変動がないことが多いため、抗不安剤が使われる。「うつ病」の場合は、抗うつ剤の使用が必須である。すぐには効かないが、次第にうつ症状に効果を発揮する。「躁病」になれば気分安定剤を使う。

カウンセリングも大事である。自分を振り返り、見つめなおす作業である。あるいはポイントを絞った認知行動療法も行う。

2回目の診断書が出るか、出ないか？

1回だけの診断書はまれだ

中野さんは診断書に記載された2ヶ月間の休養加療でよくなったのだろうか？　答えはNO。次に引き続いて提出された診断書を左のページに示した。2ヶ月間だけの病欠ではなかった。診断名が「うつ病」と明記され、11月10日から、「なお2ヶ月間の休養加療が必要」となっている。すなわち4ヶ月以上の休養と治療が必要になったケースである。診断書を受け取った課長は「長期間にわたるなぁ」とため息をついた。「心の病気」、特に「うつ病」や「躁うつ病」、「統合失調症」では、1回だけの診断書はまれである。2〜5回ぐらい「休養加療が必要」という診断書が提出されることが多い。

実際には、症状が悪化した場合、4〜12ヶ月程度の休養加療を必要とする。では延長された2ヶ月を含め、4ヶ月で中野さんは職場復帰ができるのだろうか。それは、この診断書だけでは判断は難しい。この診断書でわかるのは、4ヶ月以上の期間を要するという点のみだ。

診　断　書

氏　　名　中野　太郎　　　　（男・女）

生年月日　平成２年４月30日　（ 23歳 ）

住　　所　大阪市・・・・・・・・・・・・・

診断名：うつ病

頭記疾病により
平成25年11月10日から、
なお２ヶ月間の休養加療が必要である。

平成25年11月９日

夏川メンタルクリニック

大阪市中央区城見町・・・・・・

医師　夏川　太郎　㊞

「うつ病」の病欠は平均6ヶ月ぐらいか

500人から得た知見

私は今までに「うつ病」の治療を500人以上に行った。その経験から言えば、いったん「うつ病」の「うつ周期（波）」に入ると、最低で3ヶ月、長くて1年、平均6ヶ月、治療が必要であった。

左ページにうつ病の「症状の波」を示した。ポイントは2つ、「経過の期間」と「うつ病の程度」である。回復までに4ヶ月、半年、1年、それぞれの波の描き方をイメージしている。

その後、中野さんには4ヶ月に加えて、さらに2ヶ月間の休養加療が必要であるという診断書が出された。通算すれば6ヶ月になる。「風邪」や「胃炎」などの内科疾患に比べ長期間の療養だと思う人が多いだろう。「心の病気」は、慢性疾患が多く、再発しやすい。治療に長期間要するのが特色である。実際、「うつ病」では、6割以上の人が再発する。

うつ病の周期（波）のイメージ

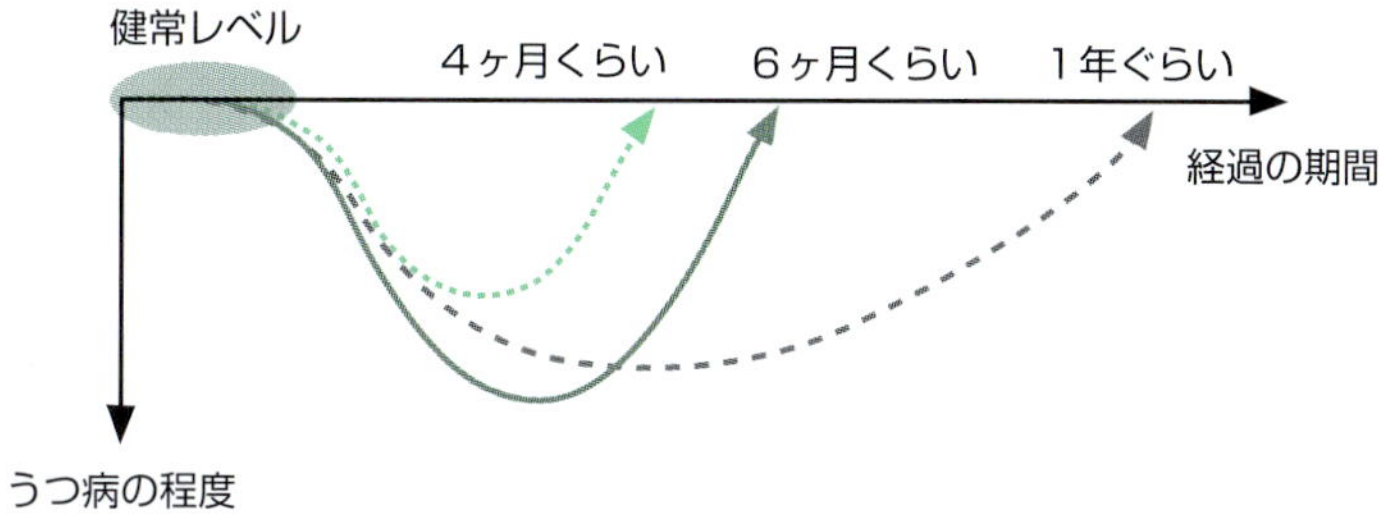
健常レベル
４ヶ月くらい
６ヶ月くらい
１年ぐらい
経過の期間
うつ病の程度

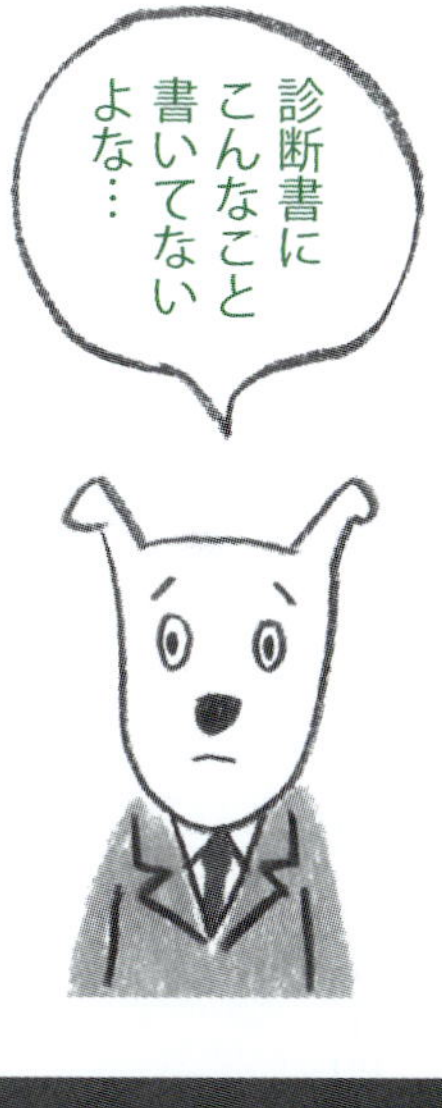
診断書にこんなこと書いてないよな…

うつ病は、図のように症状の状態が波を描いて回復に向かう。うつ気分や無気力、睡眠障害などの症状の重さによって、波の大きさが異なってくる。そして当然、その波がどれくらいの大きさかによって回復までの期間が違う。しかし、診断書ではその波の大きさはわからない。度重なって診断書が提出されるほど、波が大きく回復までに時間がかかるであろう、ということがわかるだけである。

なぜ、長期の休養加療になるのか？

原因不明の病気が多いから

なぜ、「心の病気」は長期間の治療が必要なのか。一番大きな理由は病気の原因が不明であるからだ。原因がわからなければ、治療法は乏しくなる。すなわち、病気の原因に効く「特効薬」はない。そうなれば薬物療法の目的がうつ症状や不眠症状などへの「対処療法」にならざるを得ない。症状をコントロールするのが目的となる。根本に効いていない可能性があるので病気は持続している。だから慢性疾患になる。

また、「心の病気」の多くは周期性や循環性を帯びる。再発が多い。しかし、本当の意味での「再発（治癒した場合に再発となる）」ではなく正確には「再燃」である。特に「うつ病」や「躁うつ病」は循環性や周期性があるので再発が多い。それを予防できるかどうか。まず、薬を服用していれば、かなり再発の予防ができる。仮に再燃・再発しても症状が軽くすむというメリットは大きい。

「心の病気」は慢性疾患が多い

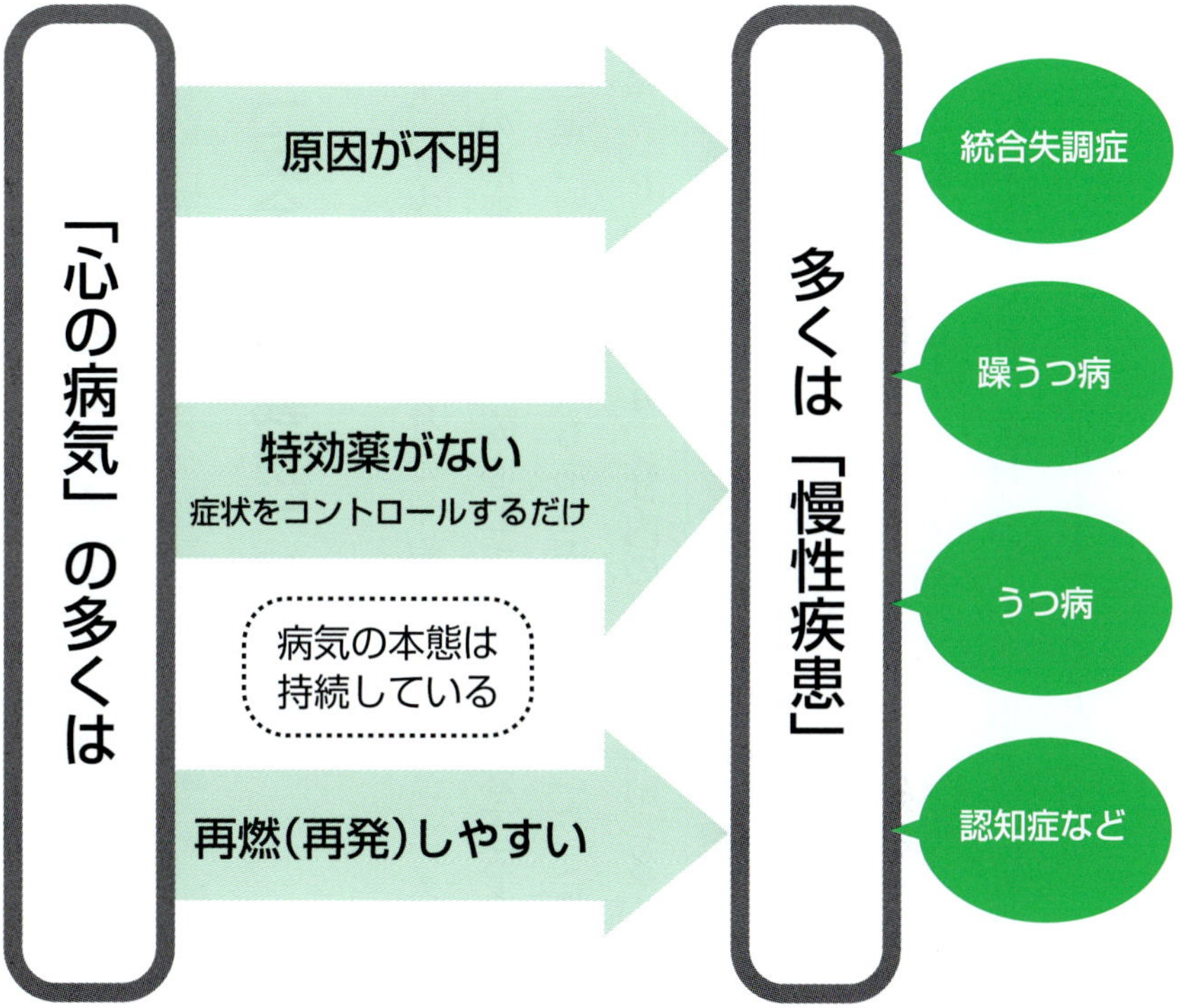
「心の病気」の多くは
原因が不明
特効薬がない
症状をコントロールするだけ
病気の本態は
持続している
再燃(再発)しやすい
多くは「慢性疾患」
統合失調症
躁うつ病
うつ病
認知症など

診断書は治療中の身分や給与を保証する

その根拠に「安全配慮義務」がある

診断書は治療中、社内における身分や給与を保証しているものである。診断書が出ている限り、休養加療中の解雇はない。安心して治療に専念するためである。（ただし療養が年単位の長期になると違ってくる場合もあるが…）。そして、これらを保証しているのが前述した「安全配慮義務」（P26）であり、社内の「就業規則（多くの企業で決められている）」である。このような保証があるので治療に専念でき、職場復帰につながる。

一般的に言って、休めば本俸の何割か（多くは8割ぐらい）が支払われる。長期間休み、休職になった場合は健康保険組合などから「傷病手当金」が支払われる。多くは本俸の3分の2である。一般的に大企業ほど、この金額に、プラスしてある額が追加されているようだ。多くの企業は社内に福利厚生部門を持っている。事業所の社員が50人以上であれば産業医や産業看護職などがいる。それらの活用も大事なことである。

身分は保証

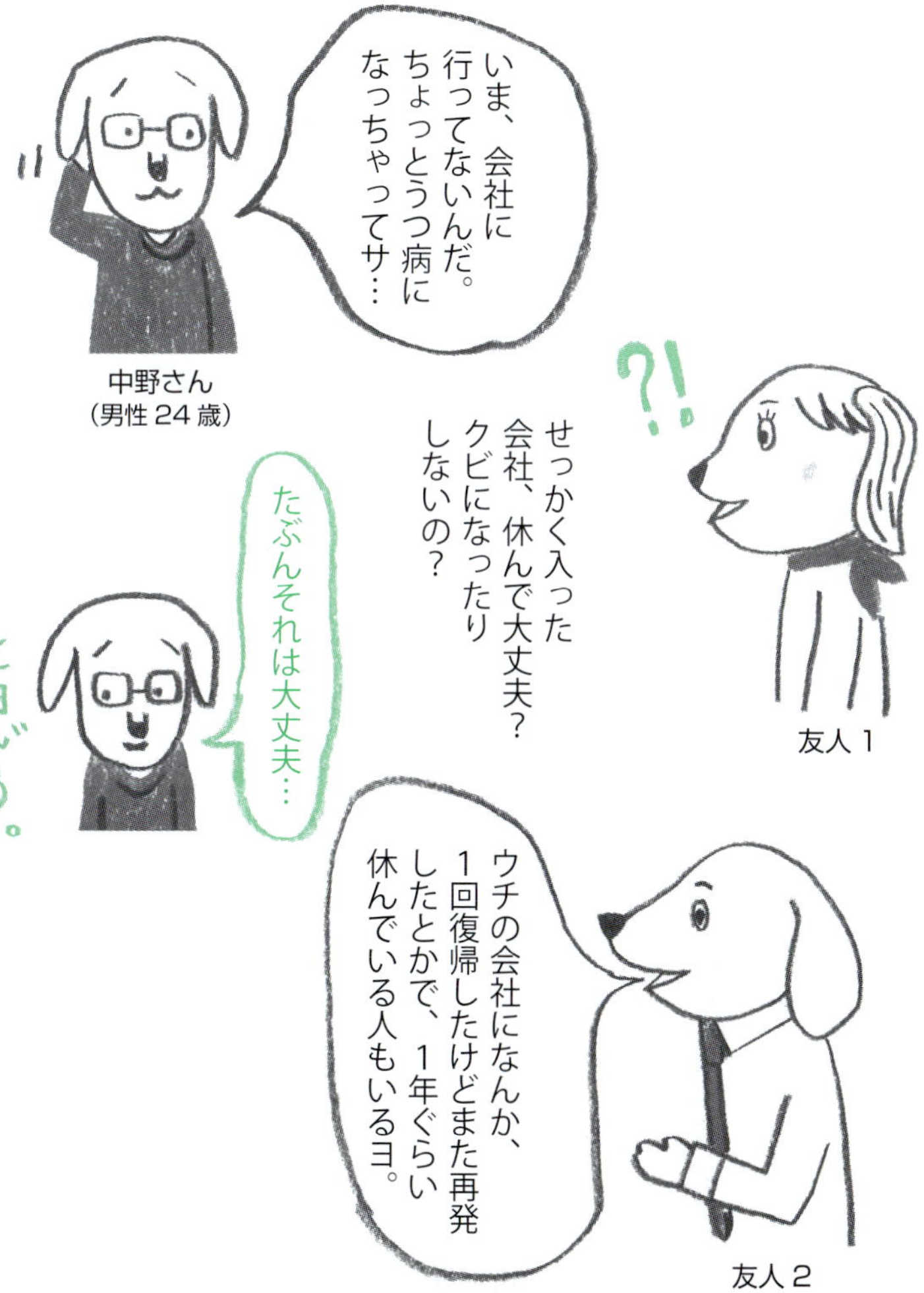
いま、会社に行ってないんだ。ちょっとうつ病になっちゃってサ…

中野さん
（男性24歳）

?!

せっかく入った会社、休んで大丈夫？クビになったりしないの？

友人1
たぶんそれは大丈夫…

と思う。

ウチの会社になんか、1回復帰したけどまた再発したとかで、1年ぐらい休んでいる人もいるヨ。

友人2

診断書の前提は「職場復帰」

よくなれば、服薬しながら職場復帰

また、診断書には「今は病気だから休養と治療が要るが、軽快し治癒すれば、職場で再び働けます」というメッセージが含まれている。ただし、「心の病気」、特に原因が不明の病気については「治癒」という言葉は使わない。なぜなら「治癒」は病気が治ったこと、すなわち疾患の原因がなくなった、あるいは除去された状態を指すからである。体の病気で「肺炎」なら、肺炎球菌という肺炎を起こす細菌が死滅し、いなくなったのを、治癒という。

だから原因不明の病気には、「寛解（かんかい）」という言葉を使う。「寛解」には「完全寛解」、「不完全寛解」の2つがあり、「完全寛解」とは症状がなくなり、通常の社会生活ができること。すなわち、継続的に働ける状態をいうが、治癒ではないので服薬は継続が必要である。一方、「不完全寛解」とは症状が軽快する程度で、社会生活はできるが、十分ではない。「うつ病」や「躁うつ病」、「統合失調症」、「認知症」などの予後に使われる。

「職場復帰」を前提に、診断書は書かれている

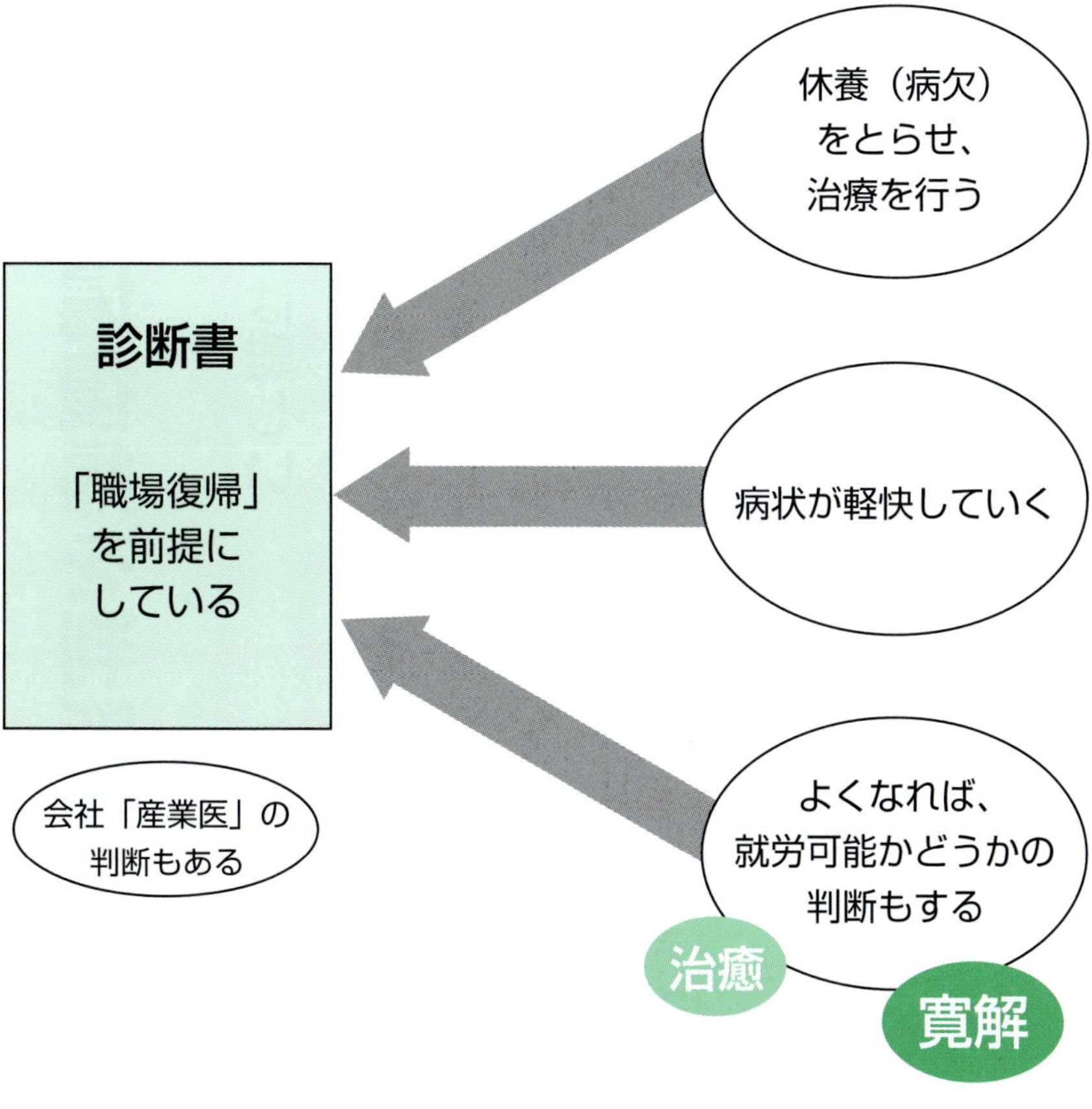
休養（病欠）
をとらせ、
治療を行う
診断書
「職場復帰」
を前提に
している
病状が軽快していく
よくなれば、
就労可能かどうかの
判断もする
会社「産業医」の
判断もある
治癒
寛解

主治医が職場復帰を判断する基準

症状の軽快だけでは難しい

療養中だった中野さんは、「職場復帰」を考え、主治医の夏川医師に相談。しかし、先生は「うつ症状は軽快しているが、それだけでは職場復帰とはならないだろう」と言う。このようなときの精神科主治医の判断基準は、以下の3つに大別できる。

1・患者さんの依頼があり、その時点で症状が軽快していれば復帰可能と判断。

2・1の条件に加えて、朝の起床時間が一定になるなど、生活リズムが回復できているかを検討。それがOKならば、復帰と判断する。

3・1、2が揃っていても、さらに意識的に生活のリズム（出勤時間帯に起床できる、定時に就眠など）をつくり、4～5時間の作業ができるくらいのレベルを復帰可能と判断する。

「主治医」は1か2の判断が多い。中野さんの主治医もさらに2ヶ月経過を観て、2ができた時点で、ようやく職場復帰を認める診断書を書いた。

診　断　書

氏　　名	中野　太郎　　　（男・女）
生年月日	平成２年４月30日　（23歳）
住　　所	大阪市・・・・・・・・・・・・・・

診断名：　うつ病

頭記疾病により休養加療中であったが、
症状が軽快したので、
平成26年３月11日から
就労可能と考える。

平成26年３月１日

夏川メンタルクリニック

大阪市中央区城見町・・・・・・

医師　夏川　太郎　㊞

その診断書は、「就労可能」か「就業可能」か

「就労」と「就業」は違う

診断書には、「職場復帰」を見極める役割もある。そこで読み分けなければならないのが「就労可能」か、「就業可能」かの区別である。

渡辺洋一郎・日本精神神経科診療所協会会長をはじめとして、産業精神医学を専門としている精神科医は、「就労可能」とは、職場で作業を中心にした労働はできることを指し、本来業務ができるかどうかは主治医の立場としてはわからないとしている。「主治医」は「産業医」と違って、患者さんの働いている企業のことは、ほとんどわからない。労働条件なども把握しにくい。「主治医の立場」から業務が可能であるかどうかを判断するのは難しい。主治医からの診断書には「就労可能」が多いのは、このためである。

一方、「就業可能」は、すなわち業務ができるという判断である。「就労可能」の判断のもと、現業務で働くことが可能かどうか、産業医の見地からさらに検討されることになる。

就業可能の見極めは、「産業医」の判断が優先

「主治医」は患者さんが選んだ医師で、「診断と治療」をしてくれる先生。「産業医」は企業に所属する医師で、労働安全衛生法で規定された業務などを行う。産業医は社員に対して公平な立場で対応しなければならない。一方、主治医は当然のことながら患者さんの治療や立場を優先する。

また、患者さんは主治医を自分の意思で選択することができる。相性の悪い主治医を拒否できる権利がある。言い換えれば、自分の言うことを聞いてくれない主治医には受診しないという選択をすることができる。しかし、当然のことながら主治医は患者さんの背景にある職場の事情は把握しにくい。

一方、職場事情、組織の特性や文化に通じているのが、産業医の特性である。予防重視で「定期健康診断」や高血圧などの「生活習慣病」の保健指導を行い、次に職場の安全を確保し、社内事情などを知るために定期的に「職場巡視」を行う。さらに、安全衛生委員会に出席し意見を述べる。このような理由から、「就業可能」な職場復帰の見極めや判断は、主治医より産業医の考えが優先されるのである。

主治医と産業医の連携を

同じ医師でも役割と立場が異なるので、問い合わせが大事

主治医と産業医は同じ医師でも役割が大きく違う。その立場の差異を知らずに、片方の先生がこう言っているのだからいいだろうと職場関係者が早とちりや誤解をするのが、その後の混乱のもとである。この誤解は、最終的には職場も困ることになるが、患者さん本人が後々苦しい状況になる原因になる。これは患者さんにとって不幸なことである。

前ページでも述べているが、患者さんが主体的に選べる主治医は地域で活動し、「診断と治療」を中心に行っている。診療行為だ。根拠になる法律は「医師法、医療法」である。これに対し、社員は産業医を選べない。根拠法律は「労働安全衛生法」で、「就業規則」なども関与する。

これだけ立場の異なる医師同士では、見ているところが違う。そこで、両者間で立場の違いを意識して問い合わせを行う連携が大切なのである。両者を結び付けるのが簡易文書による必要事項の問い合わせである。もちろん、患者さんの同意を得てからが原則。そのおすすめの方法をP68に後述しておくので、参照してほしい。

「産業医」と「主治医」の相違

仕事／対象	「産業医」	「主治医」
対象者との関係 「選択」できるかどうか	公平 社員は選べない	患者さんに選択権がある 自分の言うことを 聞いてくれない 「主治医」には行かない
受診・検診の経路	定期健康診断など 社内診療所での受診	自発的受診が多い
専門性	安全配慮義務に基づく 安全衛生委員会に出席 社内巡視	診断と治療が中心に
情報の集まり方	さまざまな面から 入ってくる	患者さんだけからの 情報が多いので妥当性を 確かめにくい
法　律	主として労働安全 衛生法、労働契約、 就業規則	主として医師法、医療法

第1章　要点整理

▽診断書に書いてある「状態名」と、「病名」は同じではない。「うつ状態」をすべて「うつ病」だと思い込むことから、その後の対応ミスと混乱が生じる。

▽職場には「安全配慮義務」があり、診断書は公的文書として取り扱われ、その内容は尊重されなければならない。

▽右によって、診断書が出ている限り、休業中の解雇はない。

▽「うつ病」は再発しやすいため、治療に長期間を要することが多い。平均6ヶ月ぐらいの休養加療が多い。

▽職場復帰を見極める主治医の診断書の多くは「就労可能」で、従来の業務に就ける「就業可能」とは違う。

第2章

診断書を読み間違えた3つの事例

3つの事例から学ぼう

「うつ状態」を「うつ病」と読み間違えると……

この章では、診断名「うつ状態」の診断書を受け取った職場関係者の混乱と、その後の対応が生む〝職場復帰の落とし穴〟を3つの事例から提示する。

「うつ状態」という診断名に伴う弊害は、それを「うつ病」と捉える人が多い点にある。「うつ状態」という病名は、〝うつになっている状態〟なので、わかりやすく、響きもいいので書きやすい。患者さんも受け入れやすい。そのために、精神科医の書く診断書の半分以上は「うつ状態」という「病名」（診断名）である。

しかし、実際には「うつ状態」の背後には、「うつ病」だけでなく、「うつ状態」を招くさまざまな心の病気が存在する。多いのが「適応障がい」や「アスペルガー症候群（発達障がい）」、「パーソナリティ障がい」、「統合失調症」などである。しかも近年は、同じ「うつ病」でも、「従来型のうつ病」と、いわゆる「現代型のうつ病」があることもわかってきた。

初めから読み間違えると、職場復帰の判断も誤る

さて、同じ「うつ病」でも、「従来型のうつ病」には抗うつ剤がよく効くが、いわゆる「現代型のうつ病」にはあまり効をなさない。つまり治療法も、職場や家族を含めた周囲の対応法も大きく異なる。職場復帰を見極める時点で考えなければならないポイントも違う。そこを「従来型のうつ病」と混同して職場に戻すと、すぐに同じストレス状態に陥り、再発をしやすい。「従来型のうつ病」といわゆる「現代型のうつ病」の違いや、治療・対応法の差異などの詳しいことは第3章に譲るが、再発を繰り返して職場も本人も混乱しながらつらい状況を長引かせている背景には、「うつ状態」と「うつ病」の混同が原因になっていることが少なくないことだけでも、ここで知っておいていただきたい。

また、この弊害は、「適応障がい」や「アスペルガー症候群（発達障がい）」、「パーソナリティ障がい」「統合失調症」などによる「うつ状態」を「うつ病」と勘違いして対応したときも同じである。それぞれに発症のメカニズムも治療や対処法も異なる。それを「うつ病」だと思っているので、「きちんと治療しているのに、どうして治らないのだろう?」という事態に陥りやすいのである。

事例1

「うつ病」ではなく、昇進による「適応障がい」だったN係長

Nさんは妻と子どもの3人家族。きっちりしないと気がすまない人で、融通性に欠けるが、その生真面目さを信頼されて、去年の4月に本社営業第一課から本社経理部係長（部下は7名）へ昇進。初めての役職経験である。ところが、前述の性格のため、他部署との折衝がうまくいかないうえに、十人十色の部下のマネジメントで疲れ果てていた。

寝つけなくなり、気分が落ち込み、起床もつらくなってきた。何とか出勤しても、集中できない。5月の連休明けには、本社ビルを見ると動悸がして冷や汗が流れ、足がすくんで出勤できなくなってしまった。しかし休日は気分が楽で、好きな本を読んで過ごすことができた。心臓でも悪いのかと内科を受診。身体的異常はなく、内科医は「ストレス病では?」とメンタルクリニックを紹介。そこで「あなたの病気は『適応障がい』。よくなる病気ですから、まず〝ストレス源〟の職場を離れ、休養をとりましょう」と言われたNさんである。

本社係長に昇進したNさん

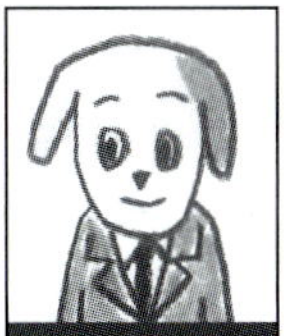
Nさん
（男性35歳）

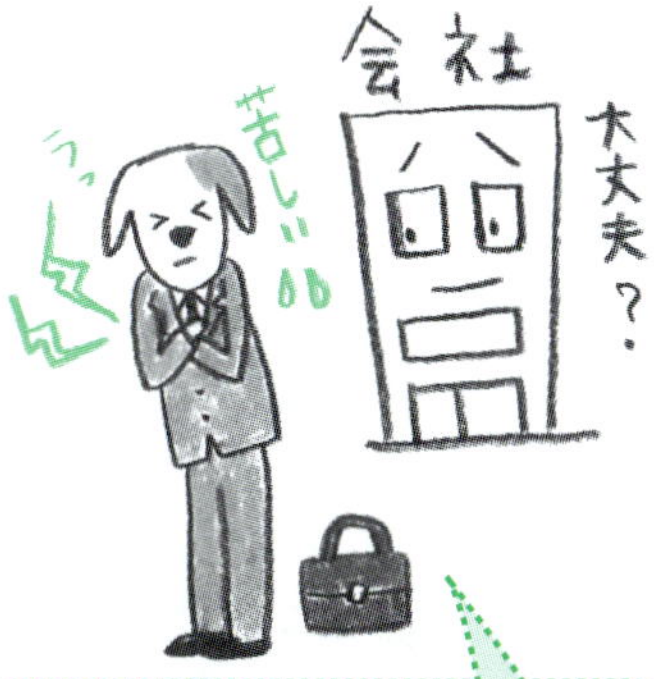
会社
苦しい
うっ
大丈夫？

マジメぶりを買われて営業から、本社経理部で部下7人の係長に。ところが、部下をマネジメントし、対外折衝や他部署との交渉に神経をすり減らし、会社に近づくと動悸がして…

診断名：うつ状態 → 1ヶ月の休養加療

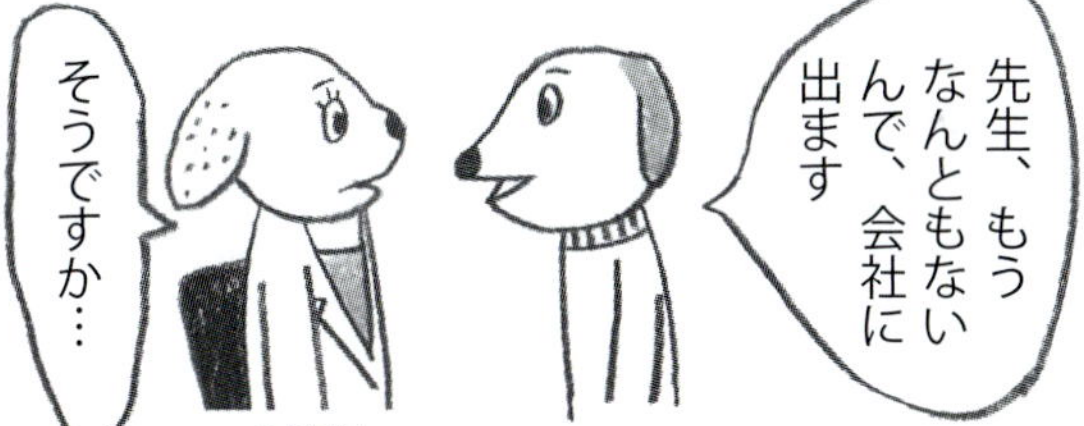
先生、もうなんともないんで、会社に出ます
そうですか…
主治医

1ヶ月が過ぎ

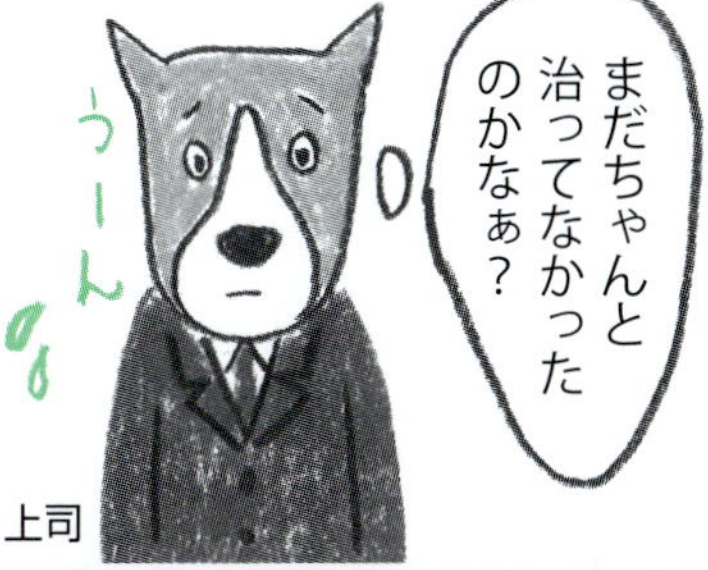
まだちゃんと治ってなかったのかなぁ？
うーん
上司

復職後
3ヶ月で再発

昇進は強い職場ストレスだった

本社の中での異動ではあるが、初めての係長職への昇進。なにごとにおいても、初めての経験はストレスが強い。まして係長という役職への昇進である。役職に就くということは、さまざまなキャラの人がいる係員をそれなりに役立て、実力を発揮させること。かなりの「度量」が要る。つまり、係長業務をこなすにはある程度の〝アバウト〟さも必要だ。

しかし彼は几帳面で融通性が乏しいため、〝アバウト〟にはなれない。きっちり、きっちりという意識が強いので、係員たちをうまく動かすのが難しい。また、他の課や係との折衝においても、融通性が乏しいので、なかなかいい案が出ない。

このような昇進ストレスと性格の絡みから、「適応障がい」になったと思われる。「適応障がい」とは、現在置かれている環境や状況にうまく適応できず、そのストレスがさまざまな心身の不調となって現れること。「うつ病」とは違い、不適応を起こしているその環境から離れれば治ってしまうため、まずその環境（Nさんの場合は経理部という職場）から離れることが必要である。この意味で、内科から紹介されて訪れたメンタルクリニックの精神科医の言葉は、実に正しいと言える。

混乱は、本人が病名を拒否したことから始まった！

「休むのですか？　診断書にはどんな病名を書かれるのでしょうか」と心配そうに聞くNさん。そして、「『適応障がい』はやめてください。会社に適応できない人間というレッテルを貼られてしまいます。嫌です」と主張。主治医は「うつ状態」の診断書を書いた。

診断書を受け取った上司の課長。「一生懸命仕事をしていたし…、『うつ病』なんだ。『うつ病』には休養が大事らしいから。1ヶ月ぐらいなら係長のポストは空席のままで大丈夫だろう」そう判断して、上に報告し、回復を祈って待った。

ところが、さらにもう1ヶ月の休養加療が必要という診断書が届いたときには、人事部とポストも含めて相談しなければと思ったが、あっという間にその1ヶ月は過ぎ、「就労可能」の診断書が提出されてきたので課長は喜び、月に2回来ている嘱託産業医に報告をした。本人と「産業医」と「上司の課長と人事課長」の「4者面談」の結果、めでたくNさんは元のポストに復帰した。

が…。経理係長を必死で務めるほど、明らかに職務適性がない彼は3ヶ月後に再発をした。

事例2

「うつ病」ではなく、そもそも職務適正がなかったSさん

29歳のSさんは、社員2000名の販売会社（東京本社で600名、営業所や支店などに1400名）の営業所で4年間抜群の成績を残し、社長表彰を2回も受けた人。明るく真面目で、活動的な若手だった。その実績が評価され、4月の人事で本社営業部営業企画課に抜擢。期待に応えようと張り切って異動したが、営業一筋で数字を残せばよかった営業と違い、本社は会議が多く根回しも要る。しかも、初めての本社勤務なので知っている人がいないので戸惑う。「これではいけない、営業でつちかった気合いだ、根性だ！」と頑張るが、スムーズにいかず、空回りしている自分に翻弄されていた。

異動から3ヶ月、7月ごろから、仕事のことを考えると落ち込み、ひどい疲労感で動けなくなった。内科からメンタルクリニックへ。精神科医から「『うつ状態』。まず1ヶ月間の休養加療を要する」との診断書が出て休職。2ヶ月後には「就業可能」と言われたのだが…。

トップセールスマンだったSさん

Sさん
（男性 29 歳）

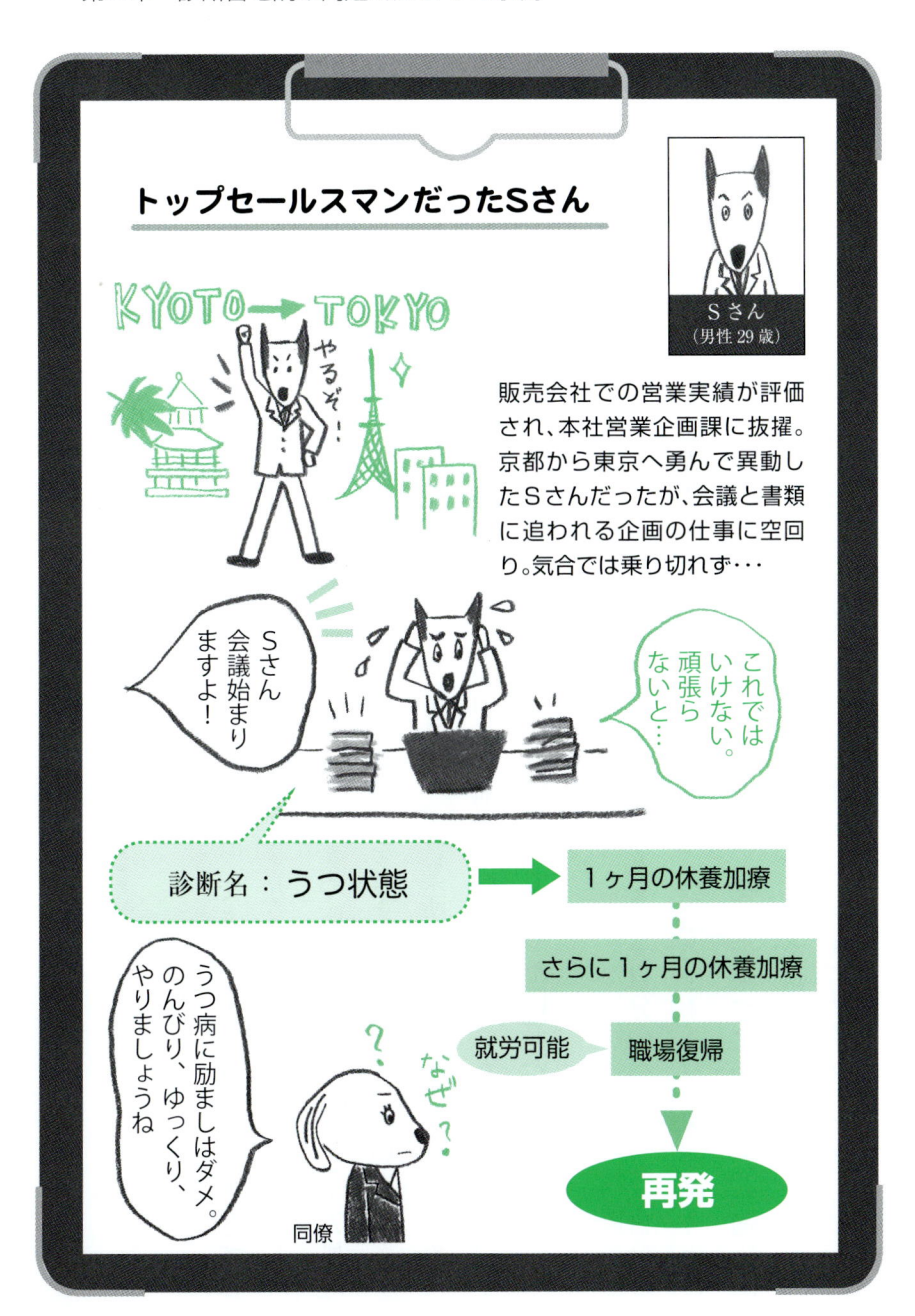

KYOTO→TOKYO
やるぞ！！

販売会社での営業実績が評価され、本社営業企画課に抜擢。京都から東京へ勇んで異動したSさんだったが、会議と書類に追われる企画の仕事に空回り。気合では乗り切れず･･･

Sさん会議始まりますよ！
これではいけない。頑張らないと…
診断名：うつ状態
１ヶ月の休養加療
さらに１ヶ月の休養加療
就労可能
職場復帰
再発
うつ病に励ましはダメ。のんびり、ゆっくり、やりましょうね
なぜ？
？
同僚

「職務適性」の把握ができないと……

人には〝向き、不向き〟がある。専門的に言えば「適性」である。彼は営業部員としては抜群の成績を上げている点から見て、営業に向いている。一方、転勤した企画課は、チーム全体で行う仕事、他の部課との根回しや交渉力も重要。営業や販売、あるいはクレーム処理といったいろいろな職場からの意見を聞きながら、新商品を考えなければならない。

しかも、営業所と本社では、仕事の内容がかなり違う。営業所は営業成績を上げればよい。本社はさまざまな多様性と関連性のある仕事が中心である。知った人もいない本社で不安や緊張が持続し、仕事を終えた後には、どっと疲れが蓄積されていったに違いない。

このケース対応へのポイントは『適応障がい』の把握にある。「自分のペースで、自分の力だけでできる営業」は、彼の適性に合っていた。しかし、会議とチームワークで練り上げる企画の仕事には適性がなかった。職務適性がないポストで徒労の果てに発症した「適応障がい」である。「うつ状態」の背後にあるのが「うつ病」ではないことを精神科の主治医はわかっていたはずだ。が、提出された診断書から、会社も家族も「うつ病」の対応となった。

「嘱託産業医」は内科医だった

Sさんは、職場に復帰したものの、適性のない企画課で再び徒労し、２ヶ月後には再びダウン。その原因として、まず、「うつ状態」という診断書から職場も産業医も「うつ病」と考え、「うつ病」の対応に終始したことが挙げられる。

そもそも、原則から言えば、「主治医」の判断だけで職場復帰はできないが、内科の「嘱託産業医」だったため、メンタルヘルスについては詳しくない。症状が軽快したという「主治医」判断に従って診断書通りに、復帰させた。そして、「うつ病」と思い込んだので、「業務量や長時間労働を減らす」といった、無理をさせない点にだけ配慮をした。

「産業医」は職場復帰時に、人事担当者や上司などに「治療的助言」を行うことが多い。このケースの場合、「産業医」が精神科医か、メンタルヘルスに通じていれば、あるいは「精神科主治医」との〝連携〟がなされていれば、「適応障がい」という本当の病名を聞き出し、「職務適性に合った職場へ、定期異動時に配置転換してほしい」という「治療的助言」ができたかもしれないが、それができなかったので短期間で再発したのである。

事例3

「うつ病」ではなく、「発達障がい」だったKさん

Kさんは大学卒業後、大手生保の営業所に勤務。半年の研修を経て個人向けの営業となるが、最初の3ヶ月は先輩と一緒に顧客を回り、その後、1人営業となった。しかし、3ヶ月経っても、契約実績がゼロであることに気づいた先輩が「セールスポイントはわかっているの？」と聞くと、「わかっています」と言う。さらに2ヶ月様子を見ても実績は上がらない。しかも、この2ヶ月の間にKさんが回っている顧客から、いくつかのクレームも届くようになった。「決まりきったセールストークばかりで、こちらの質問や要望が通じない」というのだ。

本人のほうも日に日に感情の起伏が激しくなり、本人なりに苦しんで眠れず、ネットで探した精神科を受診。薬をもらって休みたいと言う。精神科医はいわゆる〝大人の発達障がい〟、「アスペルガー症候群」を考えたが、その診断名を本人は納得しない。「うつ状態」で1ヶ月間の休養加療が必要との診断書となった。

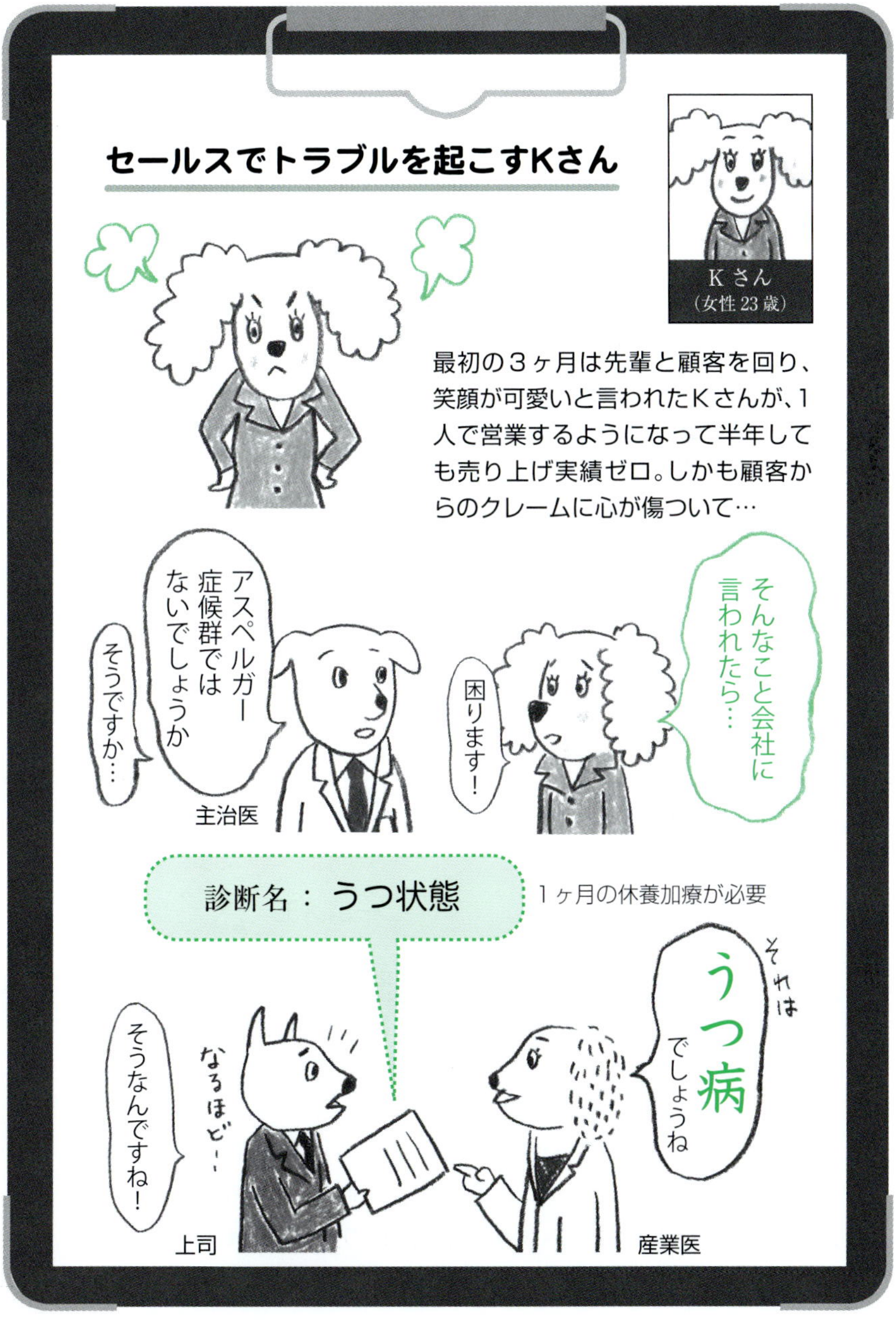
セールスでトラブルを起こすKさん
Kさん
（女性 23 歳）
最初の３ヶ月は先輩と顧客を回り、笑顔が可愛いと言われたKさんが、1人で営業するようになって半年しても売り上げ実績ゼロ。しかも顧客からのクレームに心が傷ついて…
アスペルガー症候群ではないでしょうか
そうですか…
主治医
そんなこと会社に言われたら…
困ります！
診断名：うつ状態
１ヶ月の休養加療が必要
それはうつ病でしょうね
なるほど…
そうなんですね！
上司
産業医

トラブルになる原因に「アスペルガー症候群」が

「アスペルガー症候群」とは、ウイング博士によれば、（1）他の人との社会的関係を持つこと、（2）コミュニケーションをすること、（3）想像力と創造性、の3分野に障がいを持つこととされている。よく〝大人の発達障がい〟などという言い方もされており、成長とともに身につくはずの協調性や社会性、感情のコントロールが未熟なために、人間関係のトラブルを生ずることが多い。

しかし、重症でなければ個性と受け取られ、大人になるまで本人も周囲も気づかないケースも多い。学生時代までは、その個性が許される仲間とだけでやってこられるが、社会に出るとそうはいかない。しかもストレスには弱いので、社会人としてうまくいかず、うつ状態になりやすい。

一口メモ

「診断」には身近な人の意見や見方が必要

「アスペルガー症候群」をはじめとして「心の病気・障がい」の診断では、身近な人の意見や見方が重要である。このケースでも先輩が彼女の顧客先を回ってみると、「会話にならない」、「私の言ったことが伝わっていない」、「何度も言うとパニックになる」、「不思議な人ですね」という意見を聞いている。「アスペルガー症候群」の人に見られる所見である。

しかし、その診断名に本人は納得できなかった

「アスペルガー症候群」の人が、その状態にあると認識するのは難しい。認めたくないのが多くの人の共通点である。だから主治医は「うつ状態」という診断書を書いた。もし、この場合「主治医」と「産業医」の連携があれば、「アスペルガー症候群」としての対応ができたかもしれない。

しかし、その連携がなかったために、上司も、人事担当者も、嘱託産業医も、誰もが「うつ状態」という言葉から、「うつ病」だと思い込んだ。

「うつ病」なら、睡眠導入剤や抗うつ剤を飲みながら休養をとり、徐々に気力・体力が回復してくるにつれて、社会生活に復帰するリハビリを行い、職場復帰に向かわせる。だが、発達障がいである「アスペルガー症候群」の場合には、これでは解決がしにくい。

もちろん、強いストレス状態で「うつ状態」に陥っている場合には、その状態を緩和するための治療が必要である。その治療で「うつ状態」は軽快するであろう。しかし、根本的な解決はこれではできず、一時期職場から離れて楽になったからと、元の職場に戻り、元の業務に就けば、また同じトラブルや苦しさに見舞われることになる。

アスペルガーの場合は、治療ではなく支援が必要

「アスペルガー症候群」などの発達障がいは、生まれつきの脳の特性と言われている。相手の気持ちや場の空気が読めずに、うまくコミュニケーションがとれなかったり、興味や関心が偏っているため、全体的な状況判断が苦手だったりする。

だから、治療ではなく、支援が重要になる（詳しくは第5章を参照）。1つのことへのこだわりや関心が高く、知的レベルは高いので、その人の脳の特性を生かして、職場で役立ってもらう方法がある。

ただし、その支援を行うにも、本人から「アスペルガー症候群である」という申告や診断書が出なければわからない。Kさんも悩み苦しんだ末に、「先生、どうすればよいのでしょうか？　仕事は続けたいのですが」と相談した結果、「主治医」から「私の経験から言えば『アスペルガー症候群の傾向があります』などと職場に言わないと、周囲の人たちは支援ができない」と助言があった。その助言に従って、勇気を出して本当の病名を上司に申告。「アスペルガー症候群」の人に一番向かないコミュニケーション力が勝負の「営業職」から、総務に配置換えしてもらい、職場の支援を受けながら、就業できるようになった。

事例3の経過

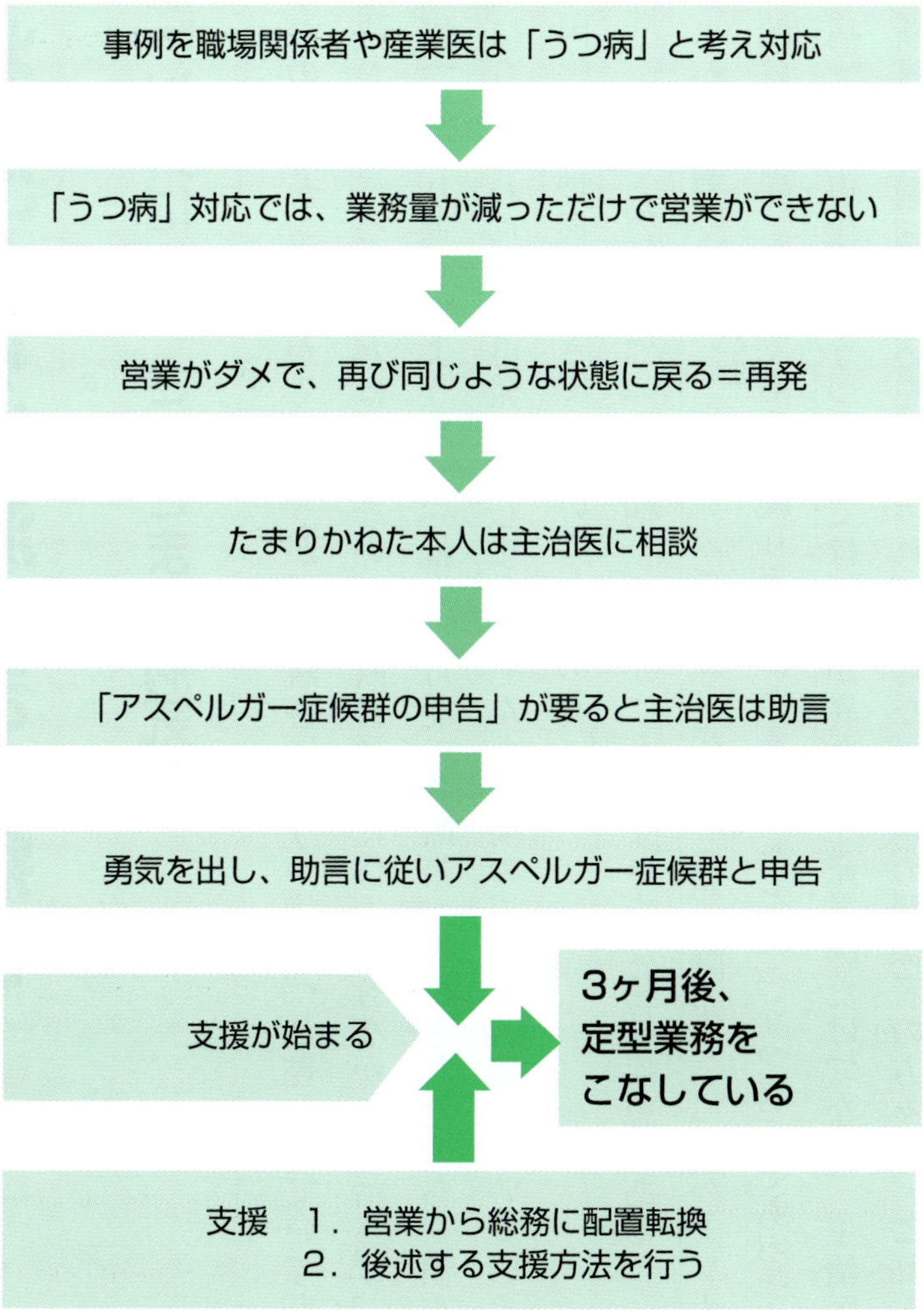
事例を職場関係者や産業医は「うつ病」と考え対応
「うつ病」対応では、業務量が減っただけで営業ができない
営業がダメで、再び同じような状態に戻る＝再発
たまりかねた本人は主治医に相談
「アスペルガー症候群の申告」が要ると主治医は助言
勇気を出し、助言に従いアスペルガー症候群と申告
支援が始まる
3ヶ月後、
定型業務を
こなしている
支援　1．営業から総務に配置転換
2．後述する支援方法を行う

「うつ状態」から推測できる病名

「うつ病」以外にも、さまざまな病気が

前述の3つの事例からもわかると思うが、診断書に「うつ状態」と書かれていても、その原因疾患は決して「うつ病」とは限らない。診断書通りに休んでもなかなか治らず、何回かの「休養加療」を繰り返してようやく「就労」可能の診断書が提出されたのち、慎重に職場復帰させたにもかかわらず、再発してしまう。そんな職場の混乱と苦境を招いている背景の多くに、原因疾患の把握ができていないことがある。

「うつ状態」を招く病気には、「うつ病」のほかにもさまざまな精神疾患がある。一般的に推測できるのが、「適応障がい」や「アスペルガー症候群(発達障がい)」、「パーソナリティ障がい」、「統合失調症」などである。繰り返しになるが、たとえ「うつ病」であっても、「従来型のうつ病」と「現代型のうつ病」では対応が異なる。産業医だけでなく、主治医から提出された診断書から適切な対応をしなければならない職場の関係者の方々は、これらの病気への理解と対応法を知っておくことが求められているのである。

「うつ状態」から推測できる病名

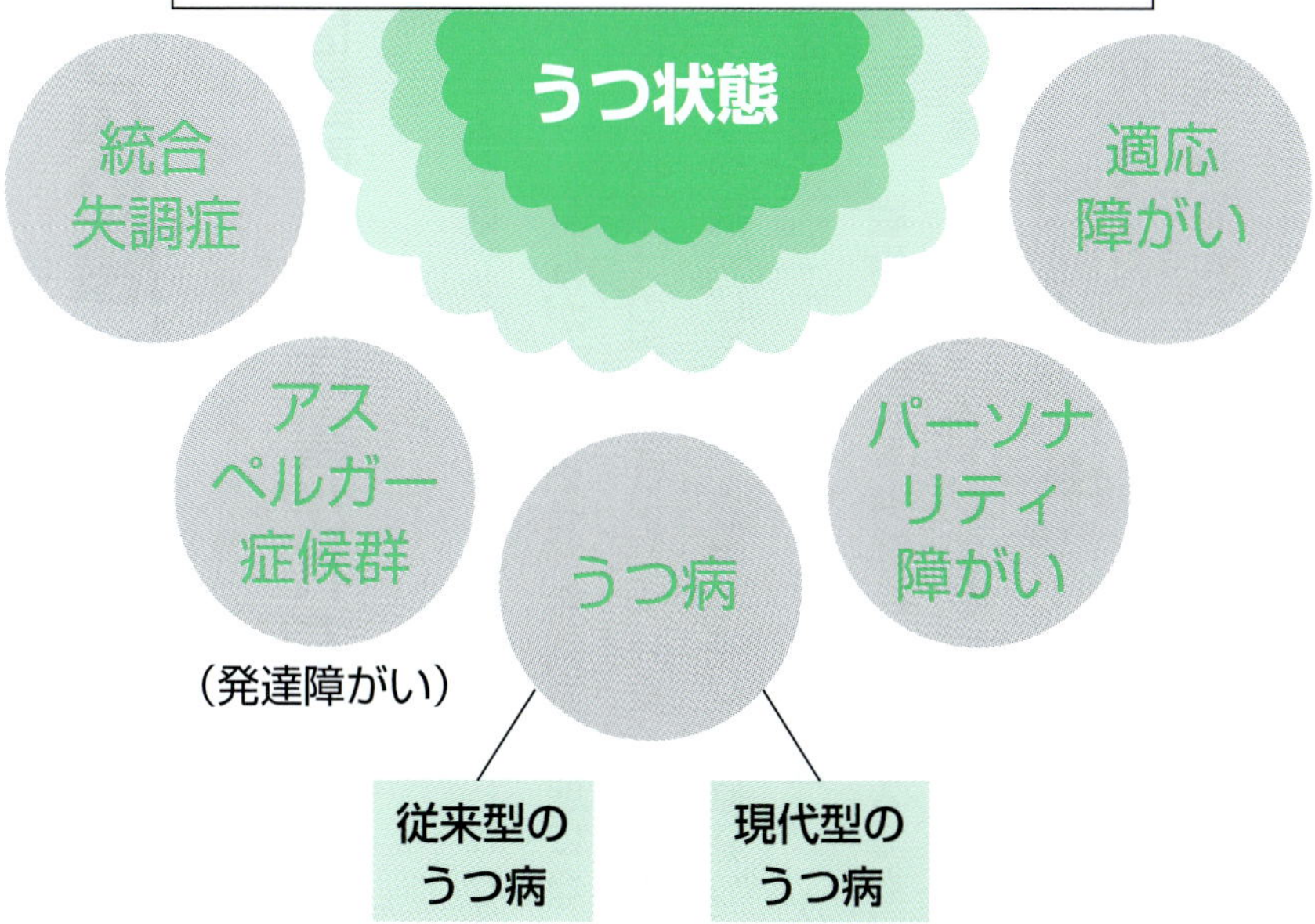
うつ状態
統合失調症
適応障がい
アスペルガー症候群
（発達障がい）
うつ病
パーソナリティ障がい
従来型のうつ病
現代型のうつ病

診断書を巡る混乱は、
「うつ状態」の背後に、これらの
病気があることを考慮せず、
単に「うつ病」だと
思い込むことから始まります

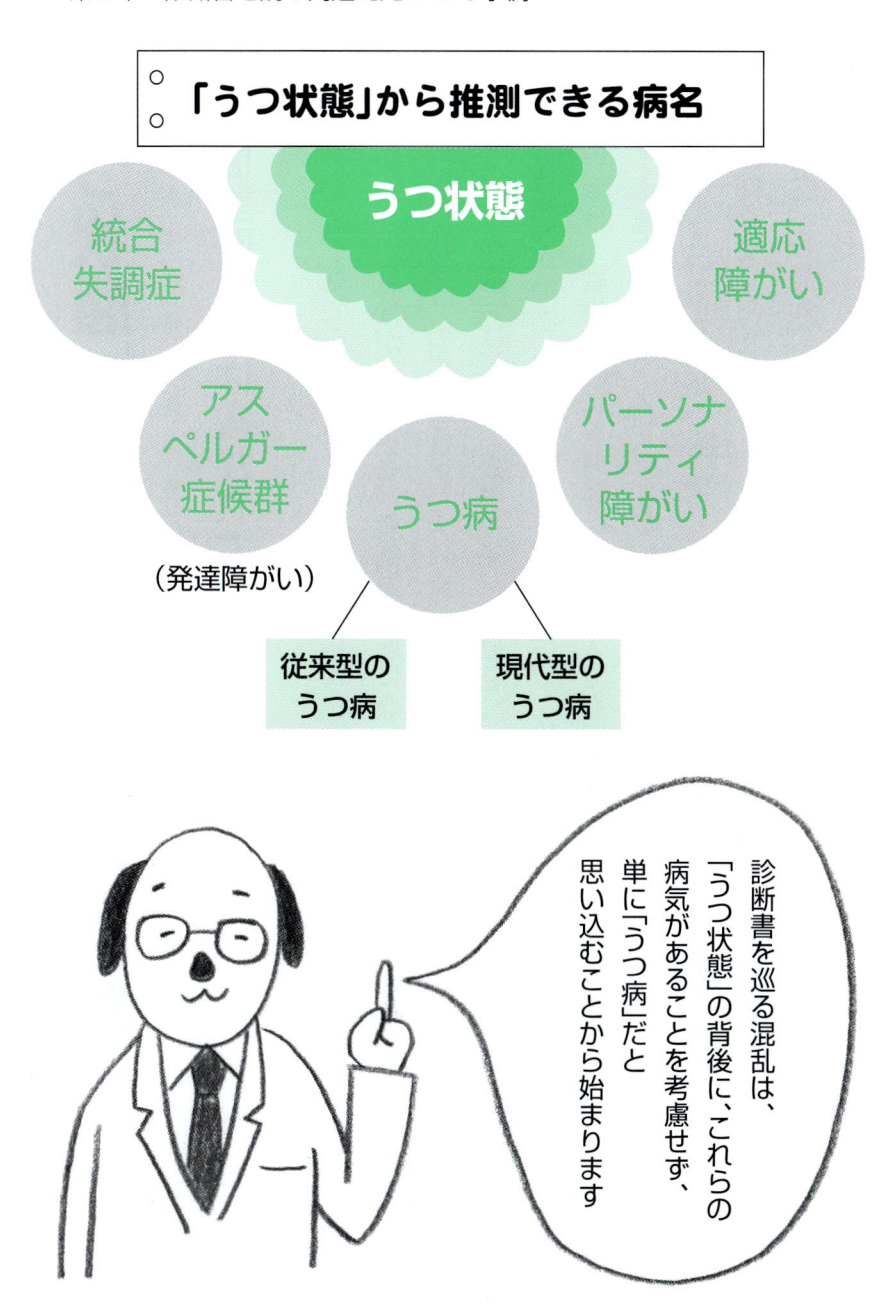

「うつ状態」が〝原発か〟、〝二次的か〟

それは診断書には書かれていない

どのケースを見ても、確かに仕事が続けられなくなっている当事者には、何がしかのストレスがかかり、気分が落ち込み、無気力状態になっている。つまり、主治医の指摘している通りに「うつ状態」の症状を呈していることに間違いはない。

しかし、「うつ病」は最初から落ち込む（〝原発〟）病気だが、「適応障がい」や「アスペルガー症候群（発達障がい）」などによる落ち込みは、〝二次的〟に生じているものである。例えば「適応障がい」は、職場の誰にも共通のストレスでも、個人の性格や価値観などからそのストレスにうまく適応できず、ストレスが増大されてうつ症状に陥る。「アスペルガー症候群（発達障がい）」や、そのほかの場合も、同じである。それぞれの病気から周囲と適応できなかったり、つらい評価を受けたりして、〝二次的〟に「うつ状態」を招いているのである。

とは言え、原発か二次的か、診断書には書かれていない。それだけに、本人の了解を得て、主治医に確認する手だてを持ってほしい。

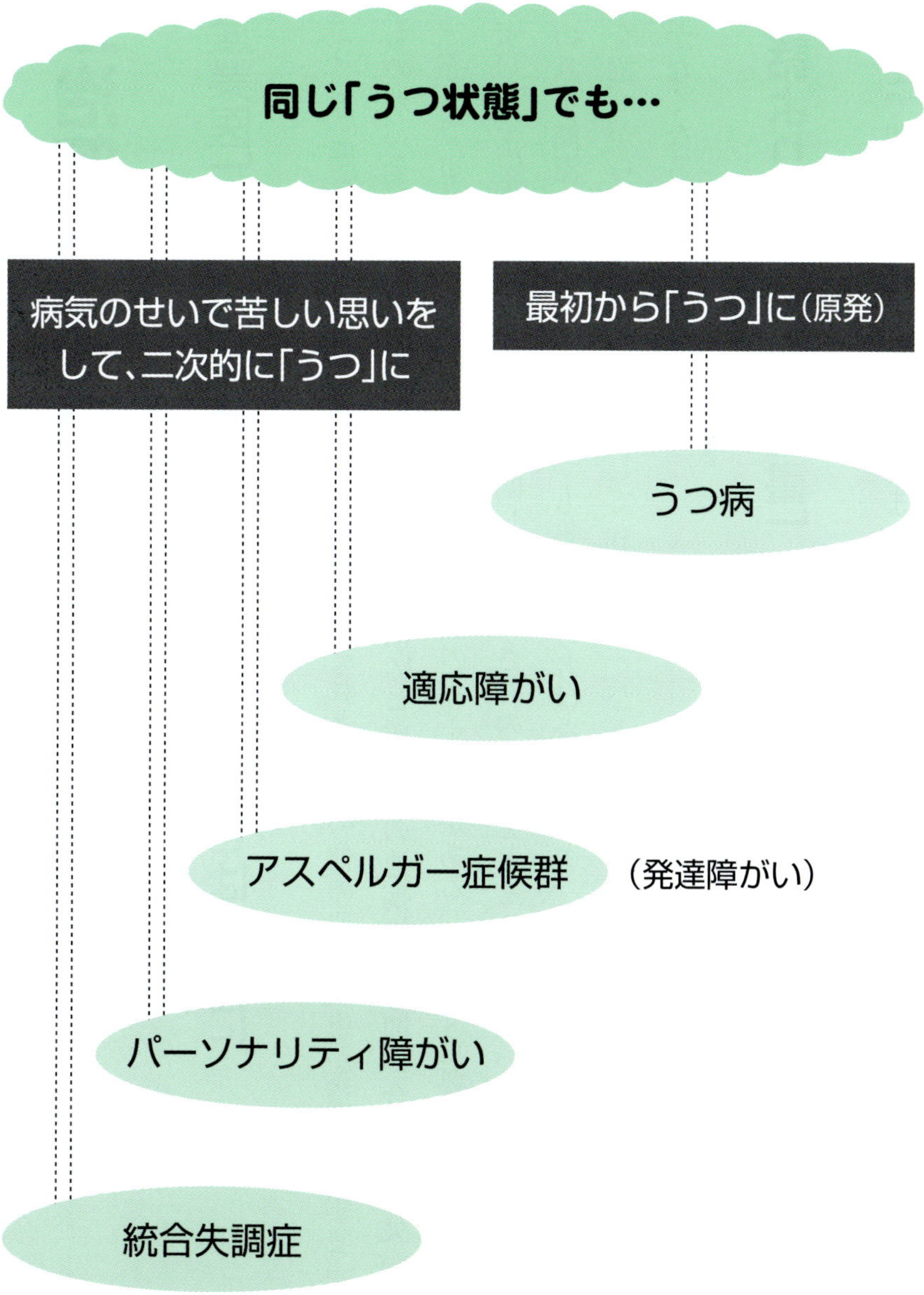
同じ「うつ状態」でも…
病気のせいで苦しい思いをして、二次的に「うつ」に
最初から「うつ」に（原発）
うつ病
適応障がい
アスペルガー症候群
（発達障がい）
パーソナリティ障がい
統合失調症

主治医への問い合わせを

「産業医」から「主治医」への問い合わせは簡潔に

「うつ状態」が「うつ病」による原発か、それともその他の原因疾患が招いている二次的なものか。それを見極めるには、まず、主治医と産業医の連携による問い合わせが欠かせない。そこで知っておかなければならない連携のポイントがある。ここで重要な点が2つある。

まず、「主治医の問い合わせ」に関して患者さんの承諾をとること。次いで一番知りたいことのみを簡潔に聞く。3つも4つも答えなければならないと、多忙である主治医の不満や怒りを招くからだ。結果的に協力してもらえなくなる。その後のコミュニケーションもうまくいかなくなる。

電話よりは「簡易な文書」で

電話で問い合わせることは、あまりおすすめできない。なぜか。1つは電話するほうの都合やペースになり、電話を受ける相手のことを考えていないと受け取られる心配があるからだ。多忙時に電話で問い合わせがあっても、手元にカルテなどの資料もないことが多く、返事のしようがない。次に「言った、言わない」の食い違いが生じるし、偽名や作為があってもわからないからだ。大事なことほど、「文書で問い合わせる」のが筋である。ただし、簡潔な文章で。できれば、簡単な書式をつくり、簡潔に書き込んでいただくスペースを設けておくとよい。

主治医が記入する「意見欄」を設ける

さらに、書式の下のほうにでも、主治医の意見欄を設けておくとよい。主治医は患者への意見や印象所見を持っていても、書きづらいことが多い。そこで自由に記載できる欄を設けるとコミュニケーションができ、主治医の本音や別の視点などがわかることも多い。

文書問い合わせの方法は、患者さんに封筒に入れた文書をあずけ、患者さんから「主治医」に渡してもらうのがよい。「返事」も主治医から患者さんに手渡し、患者さんから職場へ提出してもらう。緊急時などは郵送（返信用の封筒を同封）で行っても構わない。

第2章　要点整理

▽「うつ状態」を「うつ病」と読み間違えると、職場復帰の判断も誤る。

▽「うつ状態」の診断書でも、「適応障がい」や「アスペルガー症候群（発達障がい）」だった事例に学べ！

▽「うつ病」か、他の病気や障がいかを見分けるには、「うつ状態」が原発か、二次的に生じているものかを見極める必要がある。

▽右の見極めには、産業医から主治医に問い合わせをする連携関係が重要となる。

第3章

「うつ病」を知り、対応を間違えない

「従来型のうつ病」と、いわゆる「現代型のうつ病」の区別

「うつ病」が減らない！

100万人を突破し、社会的損失額は2・7兆円

平成23年7月、厚生労働省は［がん］［脳卒中］［心筋梗塞］［糖尿病］の「4大疾病」に、新たに精神疾患（うつ病など）を追加して「5大疾病」とする方針を社会保障審議会医療部会に報告し、了承された。この時からすでにうつ病は、国民病の1つと言われるほど、多くの人がかかる可能性が高い病気として位置づけられているわけである。

実際に、この数年前の患者調査（厚生労働省・平成20年の調査）では、うつ病等の気分障害の総患者数が100万人を超え、うつ病による社会的損失額は2・7兆円と算出されている。平成8年から平成20年までの12年間で患者数が2・4倍に増加し、大きな社会問題として取り上げられた。その後、平成23年の患者調査の結果では、95・6万人に微減してはいるものの、「5大疾病」のうちの1つであることに変わりはない。

しかも、問題はその「うつ病者」の※4人に1人しか受診していないと推測されている現状だ。この数値を根拠に考えれば、実際の患者数は400万人もいることになる。

※東大の川上憲人教授の調査による。

ただし、いわゆる「現代型のうつ病」も多い

「うつ病」が増えているのは、日本だけではない。世界保健機関（WHO）では、世界でも4番目に多い病気で、将来は1位になるかもしれないと警鐘を鳴らしている。同機関の調査によれば、横断的調査で3％ぐらいの比率で見られる。生涯有病率（生涯で病気になる確率）は男性で10％、女性で15〜20％と高頻度で起こる病気とされている。しかし、一言で「うつ病」と言っても、中高年者に多い「従来型のうつ病」と、若者に増加している「現代型のうつ病」に分けられる。実際に「うつ病」で仕事を休んでいる人々の中には、いわゆる「現代型のうつ病」の人も相当数いる。職場の対応を考えるうえでは、その違いをきちんと理解しておくことが必要である。日頃から一人一人に観察の目をくばり、性格傾向や行動特性、ストレスの受け止め方がどんなタイプかを見ておき、心身状態の変化に周囲が早めに気づくことが求められている。

もちろん、中高年だから「従来型」で、若者だから「現代型」とはじめから決めつけてしまっては危険である。なぜなら、「うつ病」は、自殺する人も多いからだ。「うつ病」の正しい早期発見と対応なくして、「自殺予防」はあり得ないことを忘れてはいけない。

「従来型」と「現代型」との差異を知る

〝自責〟か、〝外罰〟か、観察してみよう

「うつ病」に陥る人の多くが、几帳面で生真面目。いい加減なことができない執着性格で、一生懸命仕事に熱中したあげく「うつ病」で倒れてしまう。これが昔から多く見られる「従来型のうつ病」で、自分のせいで周囲に迷惑をかけてしまうと、自分で自分を責める〝自責〟タイプ。年齢層も中高年に多い。治療は抗うつ剤と休養で効果があった。

これに対し、いわゆる「現代型のうつ病」は若者中心である。自己愛が強く、うつ症状で苦しい状態になったのは職場の環境や上司など、まわりのせいだと〝外罰〟反応を強く示す。

このように、いわゆる「現代型」が「上司や職場が悪い」と外罰的に反応するのに対し、「従来型」は、「自分が悪い、申し訳ない」と自分を責める。〝自責〟か、〝外罰〟か。ここが2つの「うつ病」を見分ける、一番大きなポイントである。

他にも気分によって、うつ症状が軽くなったり、重くなったりする「気分反応性」があるかないかも、見極めの1つ。鑑別のポイントを左にまとめておくので、活用してほしい。

「2つのうつ病」の鑑別

症状など	従来型のうつ病	現代型のうつ病
性格特性	執着性格 （几帳面、熱中性）	自己愛が強い
自責か外罰か	自分が悪いと思う	外罰反応
気分反応性	ない	強い
抗うつ剤の効果	あり	効かない

まず、「従来型のうつ病」を知る

理解のポイントは5つ

ここからは、「従来型」と「現代型」の2つの「うつ病」について、順次解説を進めることにする。まずは、「従来型のうつ病」について。

朝の、強い落ち込んだ気分（抑うつ気分という）が2週間以上続けば、「うつ病」と診断してもよい。朝方、特に起床時が最も強く、午後2〜4時ごろから少しずつましになり、夕方になるとかなり楽になるのが特徴。これを「日内変動」といい、「うつ病」に特徴的とされている。

多くは意欲の減退（何かしようとすればおっくうに感じ、以前ならスムーズにできたことができない。例えば家事をしなければならないが、できなくなる）、判断力の低下や記憶力の減退などを伴う。また、睡眠障害が見られ、ぐっすり寝た感じがしない「熟眠障害」や、早朝に目覚めて眠れない「早朝覚醒」、夜中に何回も目覚める「中途覚醒」は、「うつ病」の特徴である。「自殺願望」が強い病気であるから、自殺への注意が大切だ。

「うつ病」のポイント

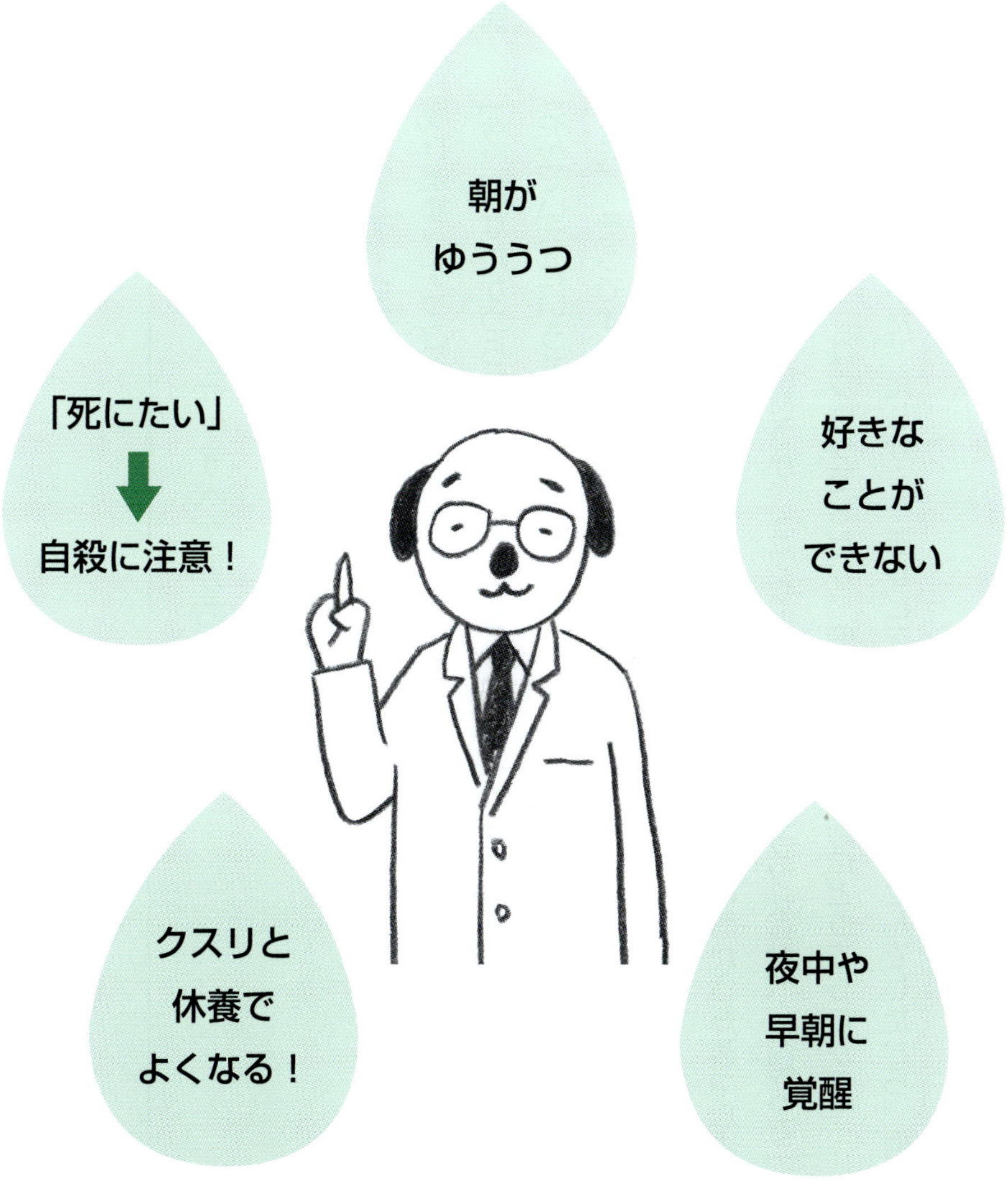
朝が
ゆううつ
「死にたい」
自殺に注意！
好きな
ことが
できない
クスリと
休養で
よくなる！
夜中や
早朝に
覚醒

2週間以上、気分が落ち込み、すべてがおっくう

精神科医　「精神科医の夏目です。よろしく、お願いいたします」

鈴木さん　「鈴木です。会社勤務のサラリーマンです。先生、今、とにかく、しんどいんです。疲れます。すっごく落ち込んでいるんです」

精神科医　「今、あなたがつらいのは疲れていること、それから気分が沈む、あるいは落ち込んでいるということですか」

鈴木さん　「そう、そうです。ドーンと落ち込む感じですよ」

精神科医　「それは、いつごろからでしょうか?」

鈴木さん　「そうですね。自覚したのは1週間前ぐらい、……それ以前からもあったように思います。沈む、と言うか、ユウウツ……で。ユウウツな気分、気持ちで」

精神科医　「それ以前から、ユウウツでしたか。例えば2週間前はどうでしたか?」

鈴木さん　「ユウウツでした。たしか……テレビを見たいと思いませんでしたから。何もする気になりません」

精神科医　「意欲も出ないのですね」

鈴木さん　「何かしようと思ってもおっくうです。好きな風呂にも入るのが面倒です。服を脱ぐのも、着替えるのも」

精神科医　「面倒ですか？　もう何日入浴していませんか？」

鈴木さん　「5日も入っていません。そのまま布団に入って、眠ってしまったほうが楽なんです」

●コメント

精神科医は、「2人の私」を持つのが必要といわれている。「受容（共感）する私」と「客観的に診ている私」の「2人の私」である。患者さんの訴えは、あくまでも「主観の世界」。その主観のつらい感情を受容し、「つらく、しんどい、不快な気持ち」に同調しながら、ひたすら聞いていく。と同時に、「客観的に診ている私」が患者さんの話す内容の背後に隠されている抑圧された感情や状態を把握していく。うつむき加減でポツリポツリと話す。生気が乏しく、声も小さい。動作もスローである。「うつ病」特有のエネルギーが低下している状態と推測できる。

朝がつらく、夕方は少しまし。日内変動がある

精神科医　「気分が落ち込むようですが1日中ですか？」
鈴木さん　「ええ。ずう〜っと落ち込んでいます」
精神科医　「気分に「波」はありませんか？、ひどいときと少しましなときが……。例えば朝方と夕方では、気分が違いますか？」
鈴木さん　「朝方がつらいです。午後4時ぐらいを過ぎると少しましになりますが、家で夕ご飯を食べるときはいいです。でも、朝が起きられないんです。朝がつらくて、つらくて……。どうしようもないのです。布団から出られません。そのままにしていれば、また寝てしまいます。毎朝、こんな感じで、朝の落ち込みがひどくて……」
精神科医　「朝に気分が落ち込むのですね」
鈴木さん　「そうです。朝に気分が落ち込んで、ユウウツでつらいんです」
精神科医　「夕方は楽なんですね。夕方になるとましになるのですね」

鈴木さん　「朝の半分か、３分の１ぐらいです。夕方は、家に帰ってテレビを見ることができます。でも、朝が非常につらいんです」

精神科医　「意欲はどうでしょうか……。１日中おっくうで、無気力でしょうか？」

鈴木さん　「夕方は少しましです。テレビで好きな番組は見ます。でも、根気が続かないというか、30分も見ていると疲れてしまって、それ以上見ていられなくなります」

●コメント

気分の日内変動が見られる。すなわち、朝方がユウウツな感じが強いが、夕方は軽快する。それが、本人は１週間と言っているが、よく聞いてみると２週間以上続いている。意欲の減退が見られる。直感として「うつ病」が頭に浮かぶ。

診察ドキュメント③

好きなことができず、中途覚醒と早朝覚醒が続いている

精神科医　「気力が出ない、続かないというお話ですが、好きなことはありますか？」

鈴木さん　「ゴルフが趣味です。打ちっぱなしに行くのも、グリーンに出るのも好きです。でも、最近は、そのゴルフをしようという意欲が出ません。好きなゴルフをしたいと思わないんですよね。疲れているのかな……。好きなゴルフができないなんて……」

精神科医　「好きなことができないんですね。このような状態から『うつ病』が考えられます。うつ病の可能性がありますね。なぜなら朝方に気分が落ち込んで、起床できず、好きなゴルフもする気がしない。お話をまとめると、朝方のユウウツな気分が2週間以上続いており、意欲減退が認められます。睡眠はどうですか？」

鈴木さん　「う〜ん。とにかく、ぐっすり寝た感じがしないんです」

「不思議に思うのは、疲れているのに、疲れていたら…、先生、ぐっすり眠れますよね。それなのに夜中に2回も3回も目があいて、目があくとつらいんで

す。すぐ寝付けなくて。昨日もおとといも4時半ぐらいに目覚めたまま、眠れない状態でした。しかもそのくせ、起きられないんですよ。新聞も読みたくないし、ラジオを聴く気にもなれないし。先生と話していて、思ったんですけど、本当はイライラしている感じがあります。イライラして、何もする気が起きない。でも、焦ってる、そんな感じなんです」

●コメント

まず、問い掛けから、患者さんの好きなことを聞く。そして、それがしたいかどうかを尋ねる。できない状態が続いているようなら、「うつ病」を考える。さらに、「うつ病」のポイントは、憂うつな気分と思考や行動抑制である。すなわち、考えるのがしんどくなり、意欲が減退し、行動がおっくうになる。ついには、好きなこともできなくなる。それが2週間以上持続していれば、「うつ病」と診断してもよいぐらいである。

「うつ病」の診断書のもと、治療のために休業に

精神科医　「つらいよね。今のあなたの話から診断すれば、『うつ病』だと思いますね。『うつ病』はね、よくなる病気です。平均4～5ヶ月休んで半年ぐらいで職場に復帰できます。『うつ病は波を描く病気』と言いまして、波がおさまれば元に戻ります。『波がおさまる』まで、会社を休んで、家でのんびりしてください。診断書を書きますけど、会社に持っていくのがつらいと思いますから、速達で郵送したらどうですか」

鈴木さん　「先生、3ヶ月以上も休むのですか？　そんなに休んで職場に戻れますか？　クビになったら、生活できません…」

精神科医　「診断書が出ているので、クビにはなりません。安心して休んでください。まず、睡眠をとりながら、疲れきった頭を休めるのです。抗うつ剤という薬を飲んでいると、少しずつ、〝ゆううつな気分〟というモヤがとれて、よくなっていきますよ」

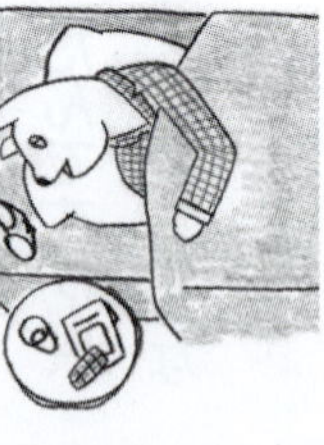

鈴木さん　「そうですか、少し安心しました。ところで先生、家でのんびりって、どうしたらいいんですか？　のんびりするのが……、苦手なんです」

精神科医　「漫画を読んだり、ウツラウツラ眠ったり、家でゴロゴロしていてください。気が向いたらテレビを見るとか。夜眠れていないようだから、眠れる薬とうつ病の薬を出します。『睡眠薬』ではなく、自然に眠りに誘導する『睡眠導入剤』です。夜眠れるようになりますよ。朝は、そのまま布団にいて結構です。今までとれなかった睡眠を十分にとり、頭を休めるのが治療のポイントですから。薬をきちんと飲んでくださいね」

鈴木さん　「夜、ぐっすり眠れたらうれしいから飲みます。先生、副作用はありませんか？」

精神科医　「眠気と、人によっては多少、吐き気があります。それが強ければ連絡してください。今日処方する薬は『ＳＳＲＩ』といって、副作用が少なくて、うつ病によく効く薬です。朝・夕、２錠ずつ服用してください。じゃあ、また1週間後に来てください。次回は、ぜひ家族の人と一緒に来てください。家族の人にも、病気のことを理解してほしいので。そのほうが早くよくなりますから」

鈴木さん　「先生の言う通りにします」

「うつ病」と自殺予防

病気が死にたいと思わせる

「うつ病」は死にたくなる病気である。「死んでしまいたい。どうしたら楽に死ねるか」、「死んだら楽になる」と絶えず考えている。病気がそう思わせているのである。

診察室では、「生きていても仕方がない」、「消えてしまいたい」といった自殺念慮について尋ね、それを止める。ブレーキになるのは、「私が死んだら、残された家族がどれほど悲しむか。つらい思いをするか」「家族のために、死ねない」という家族との心の絆だ。

治療中はこの心の絆に訴える。「あなたが死んだら、最愛の人である奥さんはどれだけつらい思いをするか。小学校に通っている息子さんはどうなりますか。母と子ども2人で、生きていかなければならないのですよ。それを想像してくださいね」というように。多くの人は、このように話せば「妻や子どものものために、思いとどまるように努力します」、「家族のことを思うと、死ねないです」と反応する。そこで、「自殺をしない」と約束してもらう。私の経験で言えば、「死にません」と約束した人で自殺企図した人はいなかった。

自殺念慮は、病気のせい

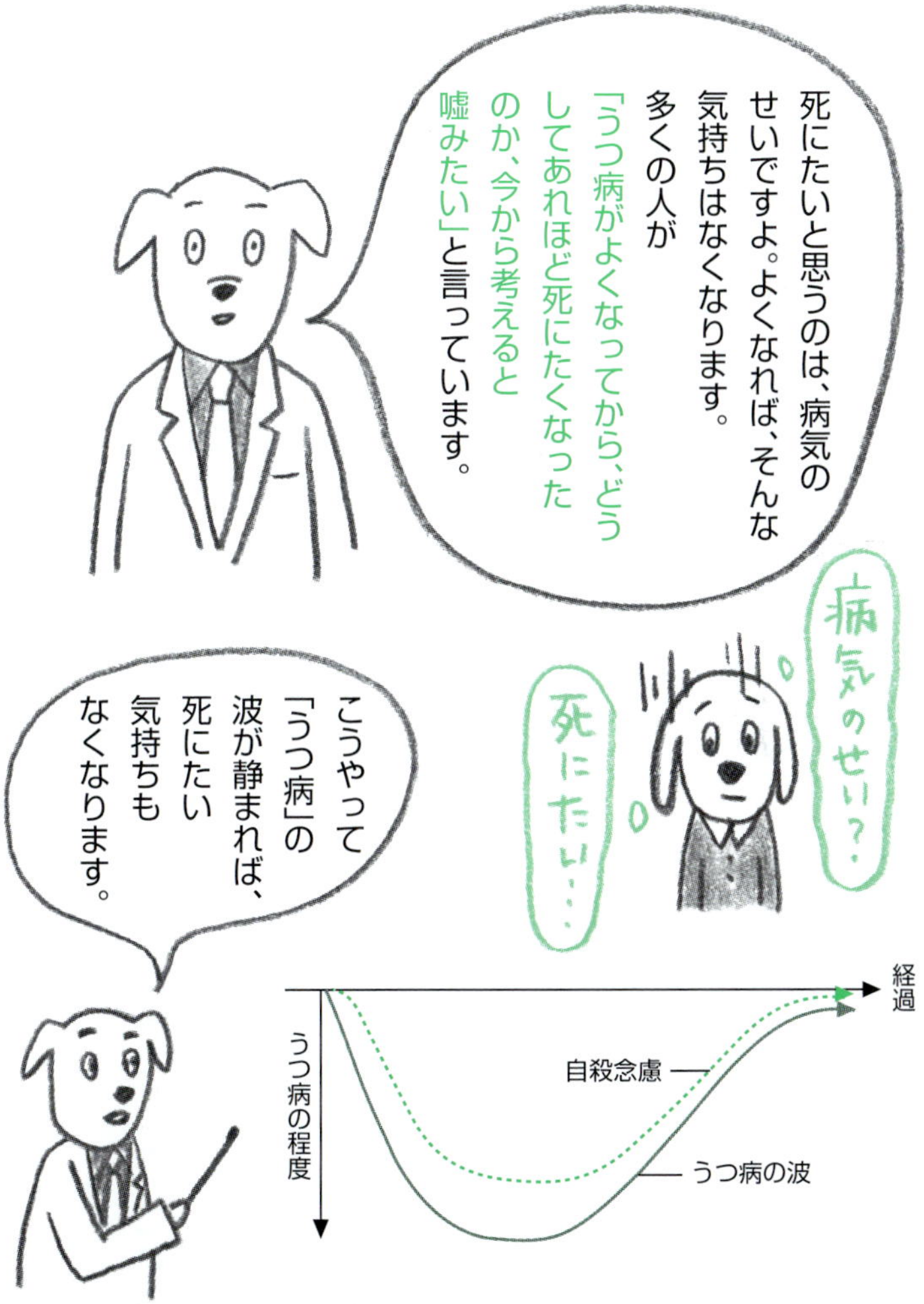
死にたいと思うのは、病気のせいですよ。よくなれば、そんな気持ちはなくなります。
多くの人が「うつ病がよくなってから、どうしてあれほど死にたくなったのか、今から考えると嘘みたい」と言っています。
病気のせい？・
死にたい・・・
こうやって「うつ病」の波が静まれば、死にたい気持ちもなくなります。
経過
うつ病の程度
自殺念慮
うつ病の波

「生きている」のか、「生かされている」のか

うつ病の患者さんは、「生きていくのがつらい。しんどい。だから、死んでしまいたい」、「生きるのは苦痛の連続、……もう、死にたい」と、訴える。そういう人々にとって、生きるか死ぬかは自分が決める選択肢。「生きていく」のは、個人の主観的な思いや考えである。しかし有名な言葉に、「生かされている」という表現がある。そう。……そう！　人は、自分では「生きている」と思っていても、実は、「生かされている」存在なのかもしれない……。

自分の意志で生まれてきたわけではない我々〝人〟は、次ページに示したように、〝人〟や〝目に見えない力〟、〝自然〟などによって、「生かされている」のではないだろうか。そんなふうに感じたことはないだろうか。少しでも「生かされている自分」を意識してみると、不思議なことに、それまで見えてこなかったものが少しずつ見えてくる。

「生かされている自分」に気づくと、世界が変わる。ガラリと変わる。〝目に見えない力〟や〝自然〟に意識を向けてみよう。新たな力がわいてくるのがわかるはずだ。『生かされている』と説明したときに、表情や態度がガラリと変わった患者さんが10人以上はいた。そして、「そうか、気づかなかった」と言っていた。すると自殺したいという気持ちが消えていく。

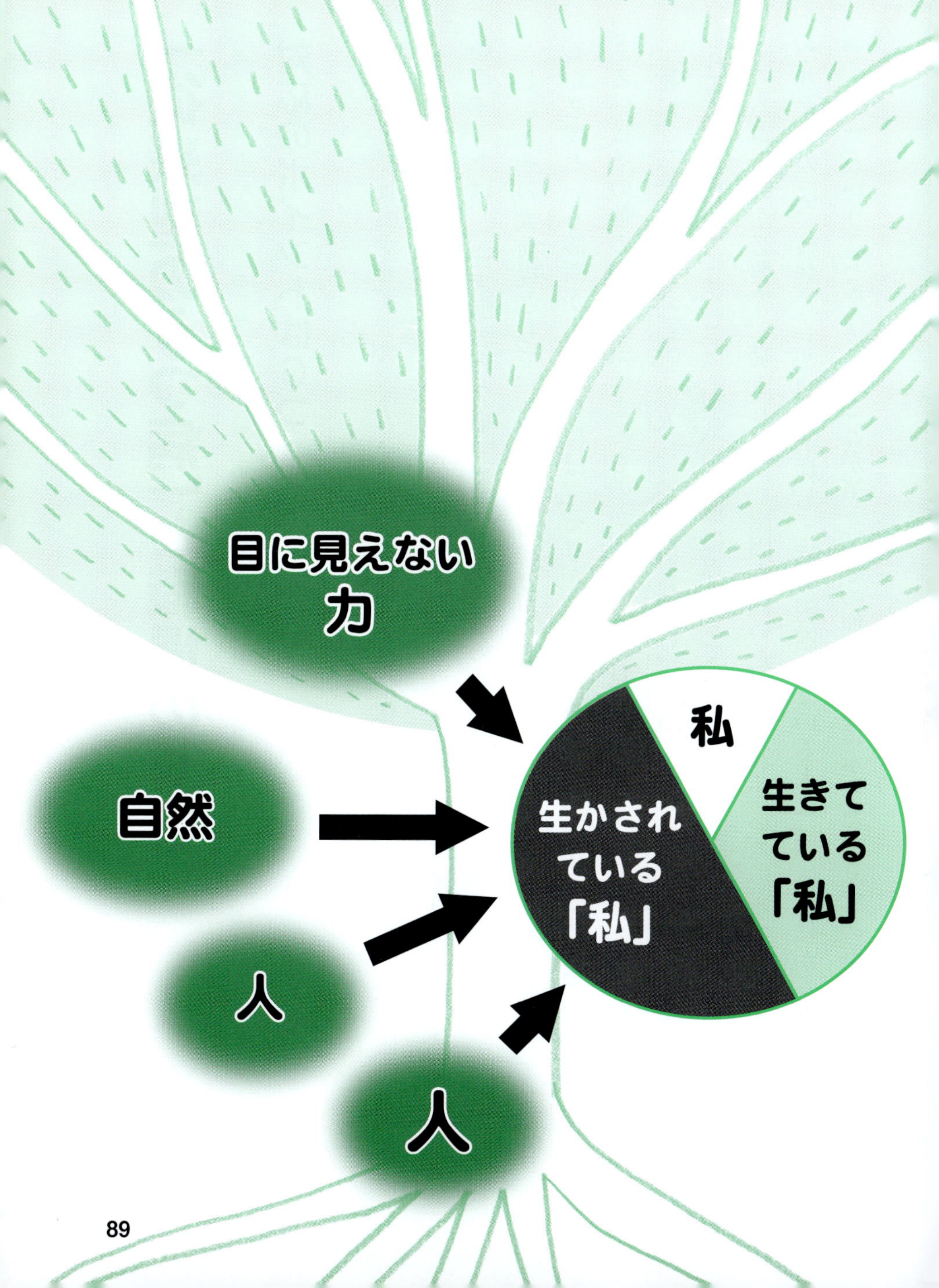
目に見えない
力
自然
人
人
私
生かされ
ている
「私」
生きて
いる
「私」

「従来型のうつ病」と職場の対応

対応のポイントは6つ

後々まで長引かせず、スムーズな職場復帰で職場全体への影響もなるべく最小限に食い止めるには、職場関係者の対応が重要である。対応のポイントは、左ページに示した6つ。このポイントは、「従来型のうつ病」でも、「現代型のうつ病」でも原則共通である。

しかしその大前提として、第1章から繰り返し触れているように、「うつ状態」で加療休養が必要という診断が出た場合には、それが「従来型のうつ病」か、「現代型のうつ病」か、あるいはその他の心の病気によるものか、確認し、見分けたうえの対応でなければならない。

特に、「従来型のうつ病」の人には、1の声掛けで注意しなければならないことがある。「仕事などは我々に任して、病気の治療に専念してくださいね。お大事に」と、相手が安心できる声掛けが必要で、励ましたり、原因を問いただしたり、いろいろアドバイスしてあげたりするのは、厳禁。心と頭が消耗し、疲労困憊している人には、「とにかくゆっくり休んでいい」ということを伝えることが第一。その他は、左に示した通りである。

「うつ病」への対応のポイント

1	声掛け	**「治療に専念してくださいね」** 次ページに記したような “うっかり症候群”の発言に注意
2	引き継ぎ	**「原則しない」** 意欲も行動力も減退しているので、 必要な場合でも最小限に
3	仕事の分担	**「上司がまとめる」** 原則は、半分は上司が行い、 残りを部下に割り振る
4	連　絡	**「原則しない」** 必要な場合は電話でなく、郵送で。 または、本人ではなく家族と連絡をとる
5	見舞い	**「原則しない」** 負担を感じさせ、悪化の誘因に なることもある
6	伝達・通知	**「休務できる制度の内容や相談機関の紹介」** 休職可能期限や傷病手当金、契約 している相談先などについて伝える

やめよう、「励まし」と「うっかり症候群」

「従来型のうつ病」になると、何をする意欲もなくなり、食べ物の味もしなくなるといわれている。生きていくうえでの3大本能、「食欲」「性欲」「睡眠欲」を失い、動けなくなる。なぜ、そのような消耗しきった状態になってしまうのかといえば、「うつ病」とは、左ページの図で示しているように「心のエネルギー」がなくなった状態であるからだ。

車に例えれば、ガソリンがない状態、完全なガス欠である。ガソリンがなくては、アクセルに乗せた足にいくら力を入れても動かない。そんなときに「頑張れ」という言葉は、厳禁。まず、休養と抗うつ剤でガソリンをためないといけない。

この状態を理解しておかないと、つい励ましたり、アドバイスしたりという「うっかり症候群」で接してしまう。「頑張れ、やればできるよ」「根性出せよ！」とか、「そんなに悩まなくても、○○と考えてみたら？」と助言する、また混乱している相手に「どうしてこうなったのか」と問い詰める。これらが一番よくある「うっかり症候群」だ。ガス欠なので、こんなことを言われるほど、それに応えられない「自分は、ダメな人間だ」と落ち込んでしまうのが「うつ病」なのである。

「うつ病」は“心のガス欠”

「うつ病が重度」

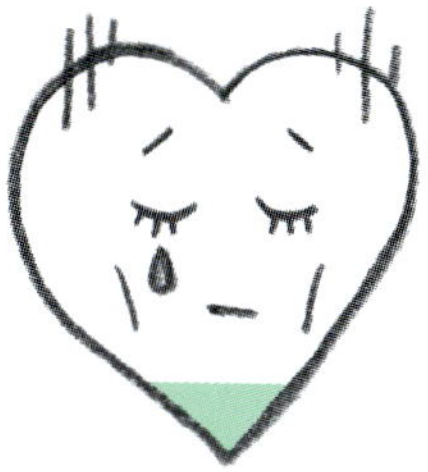

心のエネルギー
ほとんどない状態
＝
ガソリンがない

軽症「うつ病」

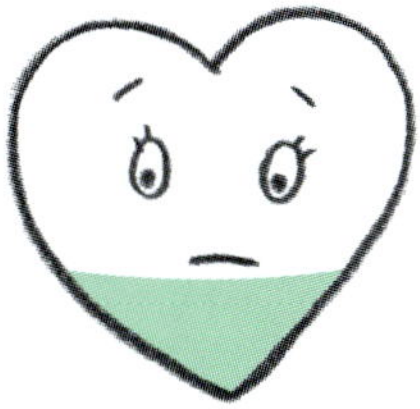

心のエネルギー
重度に比べたら
多少ある

健常者

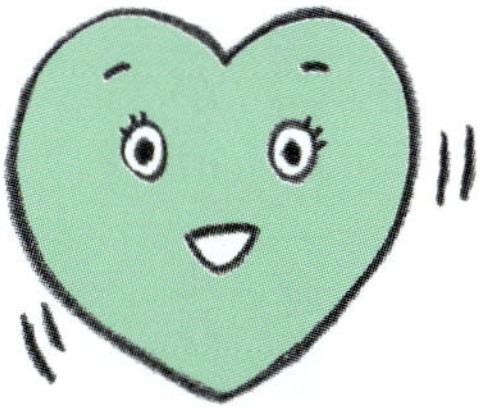

心のエネルギー
＝
ガソリン満タン

「うつ病」の理解⇒「こころのエネルギー（精神病理学）」という仮説で説明すれば「心のエネルギー」がない、車に例えればガソリンがない状態だ！

これでは、車が動かない、何もできない！

「現代型のうつ病」を知る

今なぜ、「現代型のうつ病」なのか

私が「現代型のうつ病」に気づいたのは15年ぐらい前からである。しかし、この10年を見れば、うつ病患者の半数以上を占めているようだ。

本来、「うつ病」は中高年者に多いのに、20歳代で「気分が落ち込む、職場に行きたくない」と訴える人が、企業内診療所に受診をしてきた時からだ。最初は「適応障がい・職場不適応症」ではないかと考え、対応した。「適応障がい・職場不適応症」とは、職場の変化やストレスに対して、個人がうまく適応できないためにうつ症状を生じる状態である。

しかし、同じような若者を2人ぐらい対応した後に、私は気づいた。この状態は「適応障がい」ではない！　なぜなら「客観的な職場ストレス」が少ないから。彼らが主張している「職場ストレス」は主観の世界の比重が大である。彼らの判断であり、思い込みから、うつ症状の落ち込みを引き起こしている。国際疾病分類（ＩＣＤ-10）の「診断基準」でいう「ストレス要因」がないケースが多い。しかも外罰的思考のためカウンセリングにのってこない。

「外罰反応」が強いため、対応が難しい

そこで、臨床では〝いわゆる〟「現代型のうつ病」と診断し、対応している。しかし「適応障がい」や「従来型のうつ病」に比べ効果が上がりにくく、対応が難しいので悩まされる。特徴は、「自分は優れおり、評価されて当然」などと思い込む「強い自己愛」があり、「私は『スペシャルな存在』だ」、と潜在意識で感じていること。そして、それが「傷ついた」ときに、落ち込んだ気分になり、精神科に受診することが多いこと。

また、「主治医」に対して、自分が「『うつ病』である」と主張する。そして、「うつ病、うつ状態」と診断されると笑顔になる。しかし「抗うつ剤」などの薬はあまり効果がなく、会社や上司が悪い、私には問題がないと主張するので、カウンセリングにものりにくい。これで精神科医も対応に苦慮する。

悪いのは自分ではなく、自分以外の人やもの。例えば上司や先輩が指導してくれない。指導方法が悪いなどと判断して、外罰的反応に終始するため、職場の関係者もどう対応してよいか戸惑うのが現状だ。

パッと見には「うつ病」に見えない

さらに、「従来型のうつ病」のようにうつむきかげんで仕事し、元気がない状態ではない。そのため、周囲からは落ち込んでいるように見えない。「本当に病気か」と職場関係の人々は疑ってしまう。と同時に、「どう対応し、指導したらよいのか」と悩んでいる。

ただし、病気かどうかを職場が考えるのは間違っている。専門家の仕事である。産業医などに任せるのが正しい対応である。とかく中高年は、「今どきの若者は甘えている。社会常識がない。我々のころは今のような甘やかした対応ではなかった。嘆かわしい」などと若者を非難しがちだが、それで問題解決にはつながらない。外罰反応を10とすれば、約3割が日常的に抱いている不満の言語化で、7割は「病気が言わせている」との理解も必要である。

また、「従来型のうつ病」は食欲が低下し、睡眠障がいを伴う。これに対して「現代型」は過食で過眠。もう1つの違いは、よいことがあると、「〝うつ〟がよくなり」、嫌なことが生じたり、自分が困った状況になったりすると、さらに落ち込んでいく。これを「気分反応性症状」という。

いわゆる「現代型のうつ病」のポイント

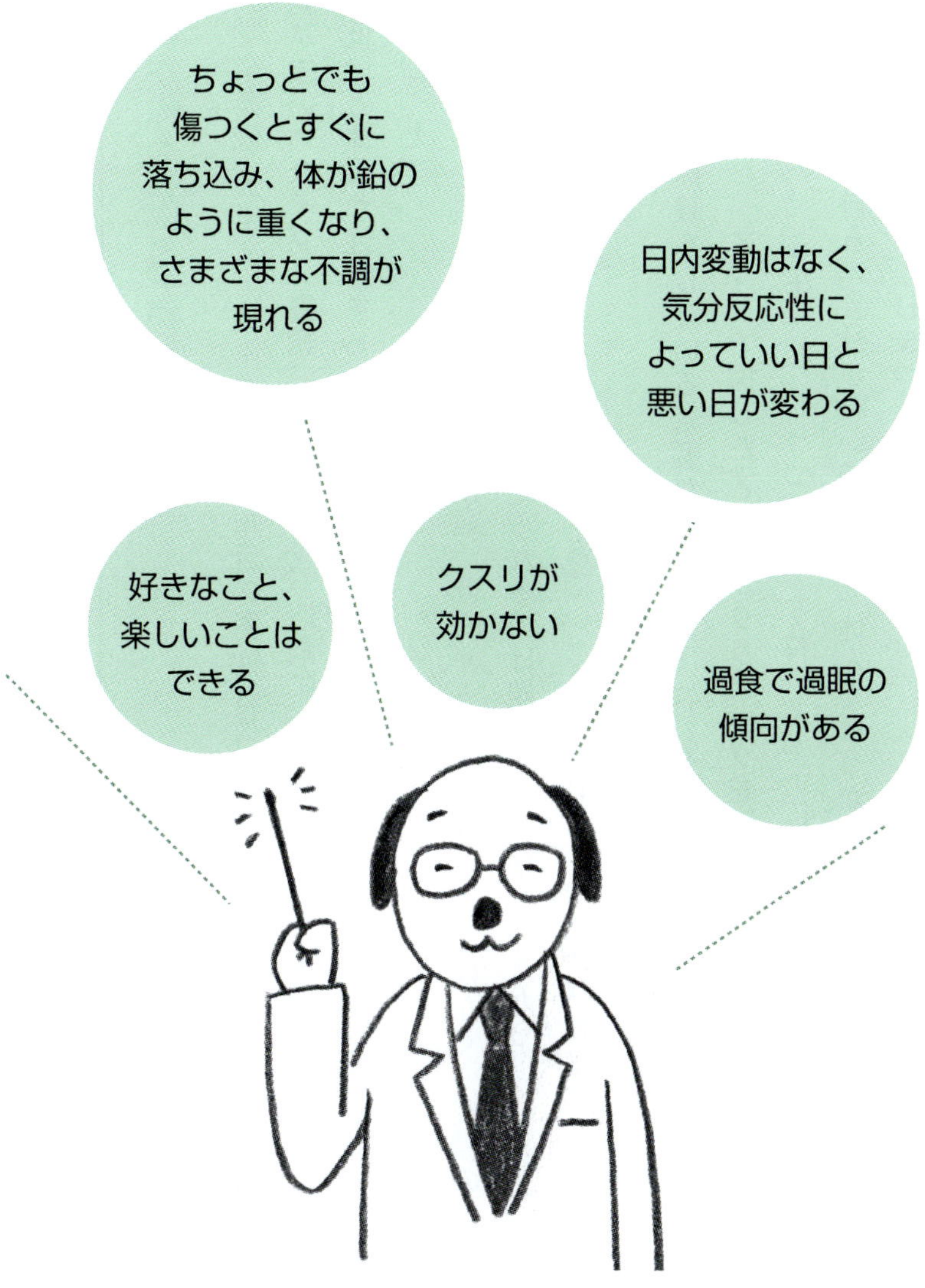
ちょっとでも
傷つくとすぐに
落ち込み、体が鉛の
ように重くなり、
さまざまな不調が
現れる
日内変動はなく、
気分反応性に
よっていい日と
悪い日が変わる
好きなこと、
楽しいことは
できる
クスリが
効かない
過食で過眠の
傾向がある

「現代型のうつ病」の特徴を事例で復習①

「会社が作ったうつ病」と言う

大学卒業後、大手メーカーに勤務2年目の男性社員、25歳。本社総務課に所属。真面目で「自己愛が強い」タイプ。書類にミスがあり、以前にも同様なことがあったので、仕事への集中度が低いと係長が注意をしたら、硬い表情で顔色が変わった。しかし、この変化に係長は気づかなかった。

本人は、がく然とした。学校や家庭、近所からも叱られたことはなく、成績のよい彼は、ほめられることには慣れていたが、叱られるのは初めての体験だったから。彼の強い「自己愛」は傷つき、激しい怒りとともに落ち込んでいった。眠れず、出勤が怖くなった。病気だと思いネットで検索。

同じような体験をしている若者が「会社が作ったうつ病」と書いたブログを見て、「これだ！」と思った。ネットで探したメンタルクリニックを受診。「うつ状態」と診断されると、うれしくなった。「先生、私、『うつ病』ですね。ネットに書いてあった『うつ病』ですよ！」と訴えた。彼は自ら「会社が悪いのだから、休んだほうがいいと思います」と提案。「主治医」も思わず、うなずいてしまった。

大手に就職。２年目の25歳エリート

始まりは、叱られたことだった。小さいころから「よくできる子ね」とほめられてばかりいたのに、「なんでオレが??」・・・。

とまどいとともに怒りが沸き上がったその夜から・・・

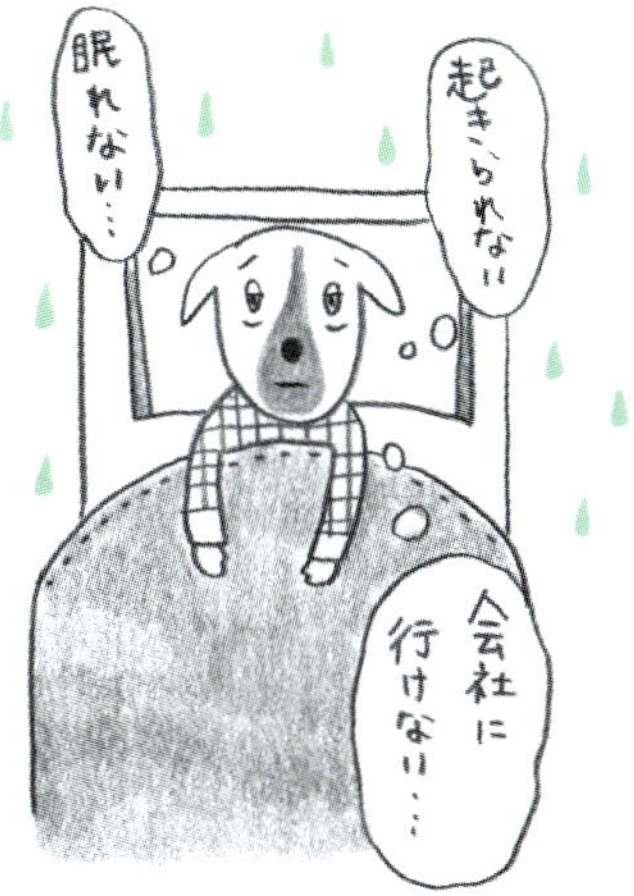
眠れない・・・
起きられない
会社に行けない・・・

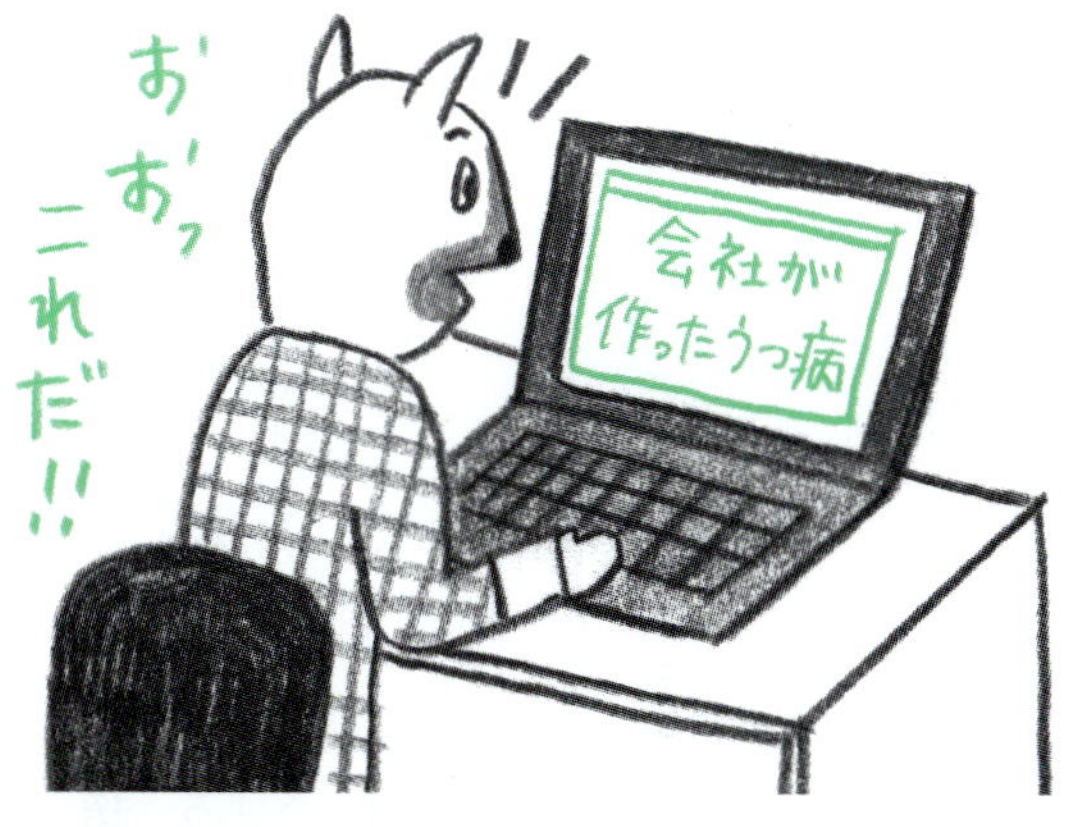
おっ おっ これだ!!
会社が作ったうつ病

対人関係の葛藤と過食・過眠

大学から難関大手に就職した2年目の女性営業社員。多忙で月の超過勤務が45時間を超えることもある。性格は明朗だが、対人過敏性があり、半年前から会社に行くのがおっくうになり、時々欠勤していた。仕事への意欲が低下し、集中力が落ちた。体が重くて動きにくい。体の病気と思い内科を受診するが、特に、異常所見はなかった。しかし、また同様の症状が起き、違う内科へ行ってみた。

そこでは受診時に、「先輩の女性2人とうまくいかない。わからないことを聞きに行っても、マニュアルに書いてあるといって……。しかも自分のやり方を押し付ける。言い方もキツイ。叱られているみたいに感じます」と訴えた。

彼女は、気に入らないことがあると、ドーンと落ち込んでしまう。しかし、デートになると気分がよい。「過食」があり、疲労感が強い。休日になると1日14時間以上も眠ってしまう「過眠」も見られた。精神科受診を勧められ、「うつ病」と診断されると、本人も笑顔で「病名」を受け入れた。主治医が診断書を書いてくれた。

社会人２年目。お姫さまでいたいのに・・・

小さいときから対人過敏ぎみ。大切に扱われないと、過剰に傷ついたり、相手が嫌いになったり。そのまま社会に出れば…

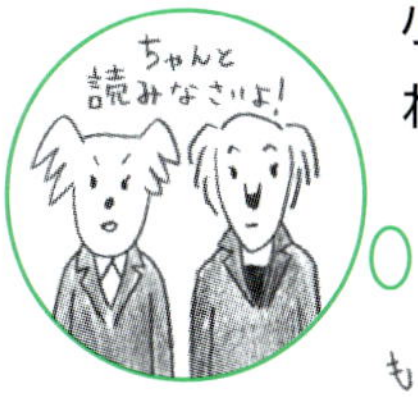
ちゃんと読みなさいよ!

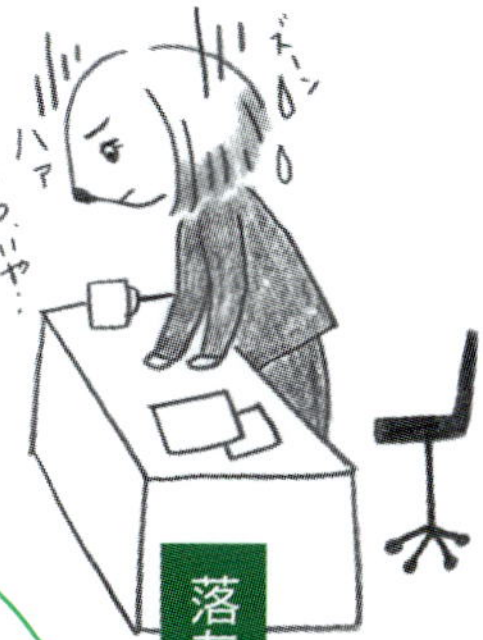
ズーン
ハァ
もう、いや…

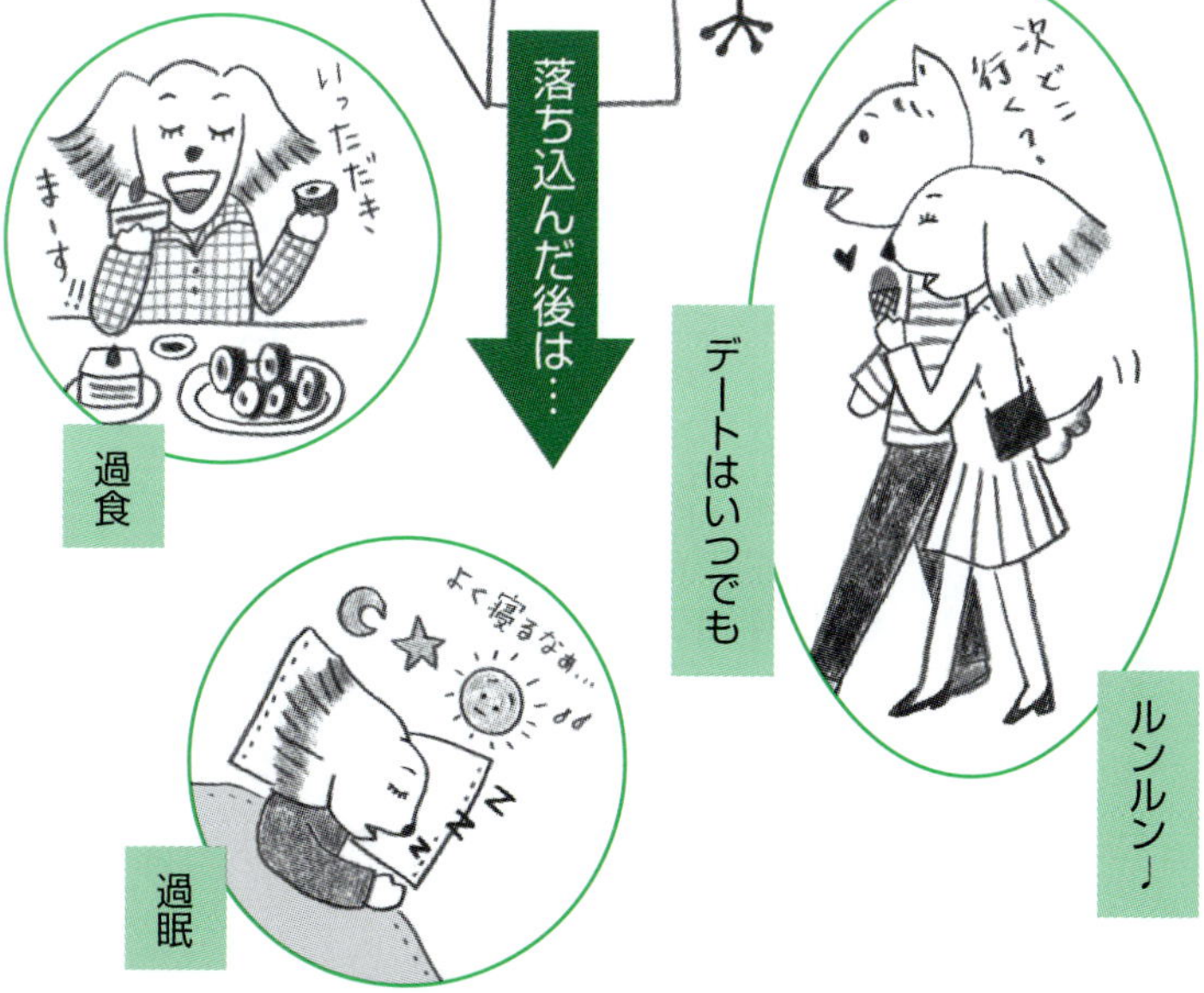
落ち込んだ後は…
いっただきまーす!!!
過食
次どこ行く?
デートはいつでも
ルンルン♪
よく寝るなぁ…
過眠

職場復帰するものの、短期間で再発

小刻みな「波」の繰り返しで、すぐにぶり返しやすい

前述、事例②の主治医は休養をとらせ、治療を行った。1ヶ月半は自宅でのんびり過ごす。抗うつ剤を中心の薬物療法と、「認知の歪み（妥当でない強い思い込みによる悲観的思考）」があったので、認知行動療法を行った。この間、過食や過眠が多く見られ、気分反応性で嫌なことがあると1週間ぐらい「不機嫌とうつ」が続くこともあれば、1〜2日で気分は少しよくなり、左のような症状の「波」を繰り返す。SSRIなどの薬も効果が上がらなかった。

それでも3ヶ月後には軽快してきたので、職場復帰リハビリテーションを助言したが、あまり実行しない。そこで「生活リズムづくり」をさせ、産業医面談後、職場復帰支援プログラムに添って復帰。しかし、その1ヶ月後には頻繁に頭痛や吐き気を訴えるようになり、対人葛藤も再発、復帰2ヶ月で再び休職となる。「現代型のうつ病」は左のように、小刻みな「波」を繰り返しながら少しずつ回復していく。しかしその途中で何度も波の底が表出するため、そのときに再発しやすい。波の山と底の幅が小さいため、すぐにぶり返すのである。

なぜ、短期間で再発が多いのか

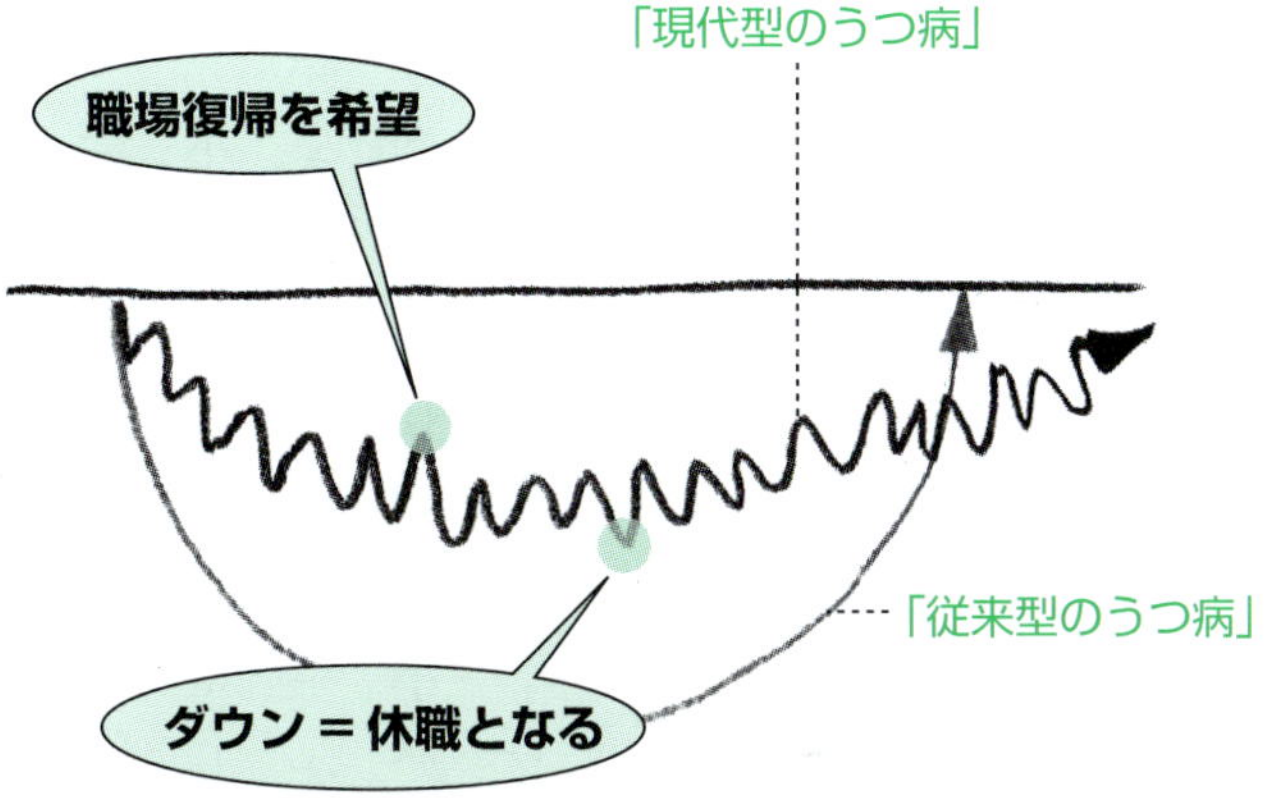

短期間の再発は**「症状の変動」**が関与

「従来型のうつ病」は上のように大波がドーンと来て、深くて大きい波の底から、沈むときと同じ時間をかけて回復に向かう。ところが「現代型のうつ病」は「中波」「小波」を小刻みに繰り返す。この症状の変動が短期間での再発を招くもとになる。

「中波」「小波」の合間には、平気な日もある

左ページの図は、事例で復習②（P100）で休職中の女性の2週間を表したものである。「現代型のうつ病」は「中波」「小波」を絶えず繰り返していると書いたが、その様子を拡大してみると、このような状態であることがわかった。すなわち、2週間のうち、2日は気分がよい「小波」が現れ、もう1日はうつ状態の「小波」に入り、「中波」で「うつ状態」が続いたのが5日間。残りの6日間はほぼ普通、安定している状態であった。

「うつ病」になると何もできなくなるはずなのに、会社を休んでショッピングや旅行には行ける。「あれで本当にうつ病なのか？」と後ろ指を指されるのが「現代型うつ病」。実は、合間に表れるこのような症状があまりない日に、活動が活発になるのではないかと思われる。海外旅行に出かけてしまった例もある。

問題は、休職中なのにショッピングに出かけてよいのか？　それで本当に病気なのか？　やはりこれに尽きると言われそうだ。この病気を生む「未熟な社会性」が妥当でない行動を起こさせている。会社が苦慮するこのようなケースにどう対応できるのか、次に掲げる1つの診断ドキュメントを参考にしてほしい。

「現代型のうつ病」の「中波」「小波」、その合間

「従来型のうつ病」に比べて、「現代型」のそれは治療が難しく、職場復帰しても短期間で再発する人が多い。また、下の図に示したように「従来型うつ病」に比べ、症状が絶えず変動している。このケースの2週間の状態を分析すれば「2日はよい状態」、「5日間はうつ状態」、「6日間はほぼ普通で安定」している。

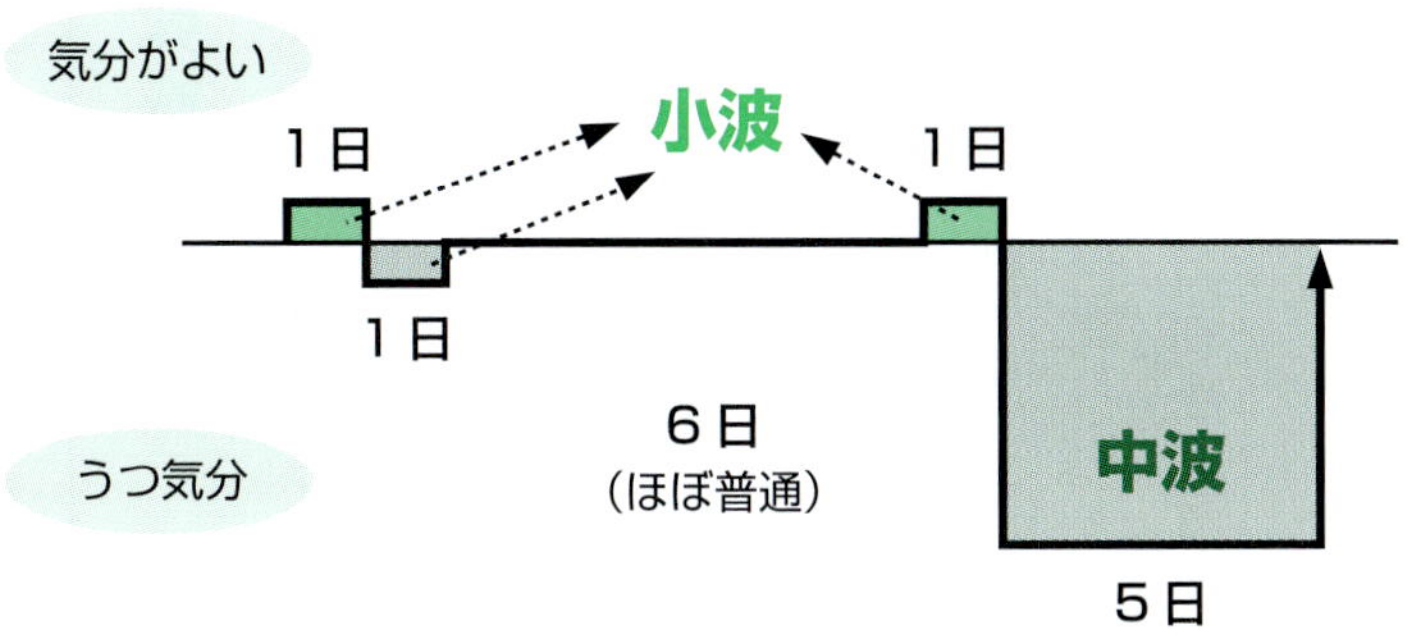
気分がよい
うつ気分
1日
小波
1日
1日
6日
(ほぼ普通)
中波
5日

「中波」と「小波」の実際
ある患者の2週間における変動

“癒し”のために、無断で行った海外旅行

彼女は「最初は1か月、次いで2か月の「休養加療中」。抗不安剤と少量の抗うつ剤、睡眠導入剤とともに、週1回の診察とカウンセリングを行っている。6回目の診療時に、「スカンジナビアに旅行し、楽しんだ」とうれしそうに話す。主治医に無断で休養加療中に6日間も海外旅行をするのは、「ルール違反行為」である。その点に気づくためのカウンセリングとなった。

弥生さん：先生、癒されたいので5泊6日でスカンジナビア半島に行ってきました。癒され感動して帰りました。

精神科医：エーッ…。スカンジナビア、それも6日間も…。主治医である私への断りもなしで…自己判断で行ったのか…

弥生さん：良かったです。おとぎの国・デンマークは最高よ。お城も行きました。癒されました。

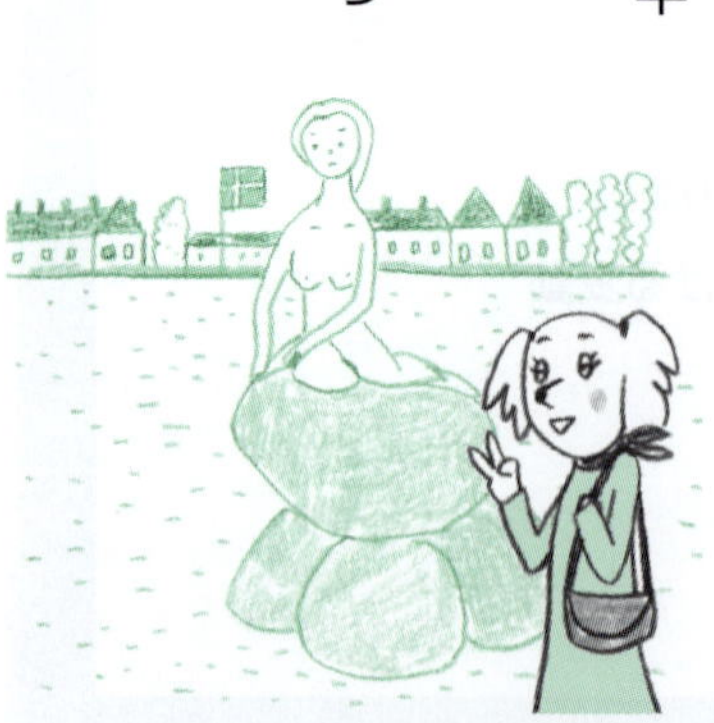

精神科医：しかしあなたは、今、病気療養中。医師である私が診断し、休む必要があるので、診断書という公的文書で会社の承認を得て療養しているのです。治療中の立場ですよ。薬物療法とカウンセリングをしているのです！

弥生さん：（戸惑った様子で…）。私は、癒しになって、とってもいいと思ったんですけど…

精神科医：癒されるかどうかより、まず病気の治療ですよ。それが最優先されますよ。前回、受診がなかったのは、そのせいですね。

弥生さん：そうです。癒しと気分転換です。病気にもよいでしょ？

精神科医：よく聞いてほしいのですが、健康な人であれば会社に有休届を出し、承認を得て行くものです。あなたの場合は、有休ではないですね。病気だから休んでいるのです。

弥生さん：はい、確かに…。

精神科医：療養中の人が、「主治医」の許可なく海外に行き、もし病気が悪化したらどうなるのでしょうか。海外の病院では保険も違うし、言葉も通じにくいですよ。また、「癒し」と「治療」は違います。「癒し」は自己判断で行う、言わば「趣味」のようなものです。だから有休や休暇を利用して行うもの。

弥生さん：そうか…。そうなんだ。

精神科医：今、私が言ったことはルールです。まず、会社が定めたルールを守るのが。社会人の第一歩ですね。診断書に基づく休養加療中の立場であることを、自覚してください。ルールがあるから、あなたの治療や収入、雇用が保障されているのですよ。もし旅行がぜひとも必要である場合、「主治医」である私の判断を求めてくださいね。

弥生さん：ルールとか、意識したことが今まであまりなかった気がします。親しい人との行動ばかりでしたから。社会のルールとか、会社のルールがある…。言われてみて、わかりました。

精神科医：病気で休んでいる人が、勝手に海外旅行をしていると知ったら、あなたの代わりに、自分の仕事にプラスして、「あなたの仕事」をして、忙しくしている人はどう思うでしょうか？　気分はよくないですよね。社会通念上、「海外旅行に5泊6日で行けるのに、病気なのか」と言われますよ。

弥生さん：わかりました。1つ学びました。ルールに気づく、守ることですね。

●コメント　**なぜ、ルールに気づかない？**

なぜ社会のルールや、会社のルールに気づかずに日々を過ごしていられるのだろうか？ その答えとして、「未熟な社会性」が挙げられる。現代の若者はルールに気づき、守る必要性を感じずに過ごすことができる。学生時代から、ルールがあるクラブやサークル活動に参加する人が減り、気の合った仲間を中心に生活をしている。学校教育でも、校則やルールを指導する機会が残念ながら少なくなった。

職場関係者は病気中の出来事だから、当面は「主治医」や「産業医」の対応に任せること。職場復帰後に「ルールに気づき、守る」ことを教育する必要はある。まず、治療者が対象者である患者本人に「気づかせる」。次に「職場関係者」が具体的に助言する。ただし、頭ごなしに言うのではなく、安心して信頼してもらえる「人間関係」ができてから言ってほしい。そうでないと反発を招いたり、逆効果になることが多い。

再発防止の対処とポイント

「中波」の把握が大事

「現代型のうつ病」は、「従来型のうつ病」と比べて、治療も難しく、いったんは気分が回復して生活リズムも戻り、職場復帰しても、再発しやすいのが現実である。その大きな理由に、105ページの図版で解説しているように、回復の波に特徴があることが挙げられる。

「現代型のうつ病」は「中波」、「小波」がある。大まかに言えば「中波」は5日以上続く。「小波」は1日以上の単位。再発に関係するのは「中波」である。なぜなら5日以上続くので、休む必要が生じるからだ。一方、「小波」は1～2日間ぐらいなので「有給休暇」を使えば、復帰後でも対応できる。「中波」を把握することが、再発を防ぐ大きなポイントとなるのである。

「中波」は、対象者の病気の経過から把握できる。復帰後も服薬を継続しているはず。定期的に診察と薬の処方を続けている主治医の観察と、主治医からの情報が必要だ。そのためにも、主治医である精神科医と産業医の「連携」が重要である。

職場の上司は

また、職場復帰後の上司と本人の信頼関係がとても大切になる。信頼関係を築くには、まず「挨拶」。次に「声をかけられるような関係」になり、多少なりとも「雑談」ができるようになってほしい。それから社会人としてのルールや規範をアドバイスしながら、注意をしたり、指導をしたりして育てていくことが必要で、若者を大人が育ててゆく社会の素養を守り、築く風土が今こそ必要になっていると言えるのではないだろうか。

●長期休養より、生活リズムを整えることが先

現代型の場合は長期間休ませても、回復はしにくいもの。休んでいても深夜のネット閲覧などで昼夜逆転しやすく、むしろ出勤しながら生活リズムを整える習慣が大切です。

●職場や対人関係に慣れさせる

嫌な職場を離れれば元気になるという側面が強いので、今の職場や対人関係に適応できるように慣れさせることが必要。この意味でも、休養より出勤で、社会人として成長させるサポートを。

第3章　要点整理

▽「うつ病」にも、「従来型のうつ病」といわゆる「現代型のうつ病」がある。

▽「従来型のうつ病」は几帳面で自分がダメだからとか、みんなに迷惑をかけて悪いとか、〝自責〟型である。

▽いわゆる「現代型うつ病」は、会社や上司のせいでうつになったと訴える〝外罰〟である。

▽「うつ病」は死にたいと思わせる病気。自殺予防が重要である。

▽「従来型うつ病」と「現代型のうつ病」では、職場の対応のポイントが違う。

▽症状の現れ方に、大波、中波、小波があることを知っておこう。

第4章

現実には最も多い、「適応障がい」

「適応障がい」は“不登校”の企業版

「出勤したいが出勤できない」状態になる

本書冒頭から繰り返し述べているが、「うつ状態」という診断書で休業に入る従業員が全員「うつ病」というわけでは決してない。P50～57の事例にもあるように、実は一番多いのが「適応障がい」で、中でも「職場不適応症」にあたるものである。

これは配置転換やリストラ、昇進などの職場要因の変化に対して、性格傾向や価値観、就職動機などの個人要因がうまく適応できず、「出勤したいが出勤できない」という葛藤と、就業への不安・恐怖・緊張・焦燥を生じ、仕事や会社に対して抑うつ症状が現れるもの。藤井久和博士は、仕事・会社への「部分的うつ状態」を呈するものと指摘している。

一方、最初に「職場不適応症」を提言したのは、広島大学名誉教授の小沼十寸穂博士で、仕事の負荷（質・量との不適合）と、職場環境、個人の特徴（性格、知能、性、年齢など）、個人の私生活環境（家族関係、生活経済、生活時間）の要因が絡み合い、それらの相対的関連性から発症するため、身体疾患や精神疾患により生じた二次的な職場不適応を含めた広い概念で捉えていた。これに対して藤井博士は、二次的なものを含めない狭義のものとして定義している。一般的には、「出社拒否・恐怖症」、「昇進うつ病」などと呼ばれることが多く、わかりやすく言えば児童や思春期に増えている〝不登校・学校恐怖症〟の労働者・ビジネスマン・ＯＬ版である。会社で発症するから「企業版」と言ってもよいであろう。

仕事にのみ落ち込む

今の時代には珍しくない成果主義、利益優先による配置転換や事業所の統廃合などによる職場環境の変化に、個人の性格や価値観、就職動機といった個人要因がうまく適応できずにいると、「出勤はしたいが、できない」という葛藤が始まり、「就業への恐怖や緊張・不安」が強くなる。すると、職場に近づくに従い動悸がし、冷や汗が流れ、足がすくんでしまう。出社できずに会社直前でＵターンし、公園などで終日過ごし、帰宅をする。そして無断欠勤となる。あるいは起床できなくなり、家から出られなくなる。

しかし、この「適応障がい」は、仕事や会社に対してのみ〝うつ状態〟に陥るので、月曜日の朝は気分的に落ち込むが、金曜日（休日の前日）の午後からは気分がよくなる。または、仕事以外の趣味や好きなことはできるのが特徴である。

なぜ、今、一番多いのか？

考えてみれば……

「適応障がい」（職場不適応症）は、職場要因の変化と個人要因（家庭を含む）の相対的関連性から発症するメンタル・トラブルである。つまり、職場要因に何の変化もなく、マンネリでありながらも安泰で、今まで通り対応していればいい仕事なら、「適応障がい」になることもない。しかし、現実はその正反対。時間の流れは年々急ピッチになり、職場から求められる能力も成果も年々きつくなっている。とはいえ、「そのような職場環境の変化は今に始まったことじゃない」、「30年、40年前はそれでも適応障がいになる人など少なかった」、「みんな頑張って、モーレツ社員をやっていた」、「今の人は、根性がないいんじゃないか」。そんな声もいまだに聞こえます。

しかし、経済が高度成長時代に向かっていた当時の仕事のプレッシャーと、現在の仕事の現場のプレッシャーやストレスとは、その質が根本的に異なることを理解しなくては、これからの人材育成や労務管理はできないと心に留めていただきたい。

患者150人のデータが語る！

期待に応えられない〝焦り〟が、男たちを落とし穴へ……

我々は150人の職場不適応症者を対象に、その発症要因調査を行った。そのうちの男性の職場要因を下に示した。要因のトップは、工場や支店などから本社への「抜擢に伴う配置転換」で、その次に「職務の複雑化」「役付などへの昇進」と続く。これを見ると、いわゆる「昇進うつ」に近く、成果が出せると期待されながら、その期待にうまく応えられずに焦り、苦しむ、生真面目で頑張り屋の男たちの姿が目に浮かぶ。

ただし、職場不適応症という「適応障がい」は、あくまでも「部分的うつ」。倒産、失業などから深刻なうつに陥る群とはやや様相が異なるぶん、正しい対処や治療があれば治りやすい変調である。

●職場要因（男性）

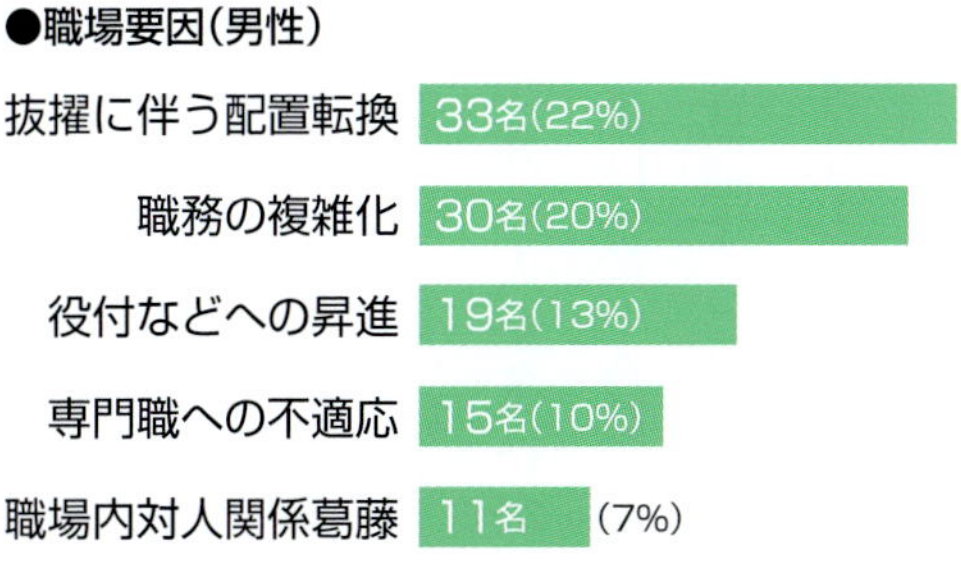

抜擢に伴う配置転換　33名(22%)
職務の複雑化　30名(20%)
役付などへの昇進　19名(13%)
専門職への不適応　15名(10%)
職場内対人関係葛藤　11名　(7%)

女性は、〝肌に合わない〟人間関係に葛藤が…

前ページの男性に対して、女性の発症要因トップは、「職場内対人関係の葛藤」であった。どちらかといえば異性よりも同性との人間関係がとかく女性のストレス源になりがちなのは、以前からの傾向だ。嫁姑との葛藤、近所とのトラブル、同僚との人間関係、そのほとんどで心にのしかかる相手は同性である。男性は上下タテの人間関係に関心が高い人が多いが、女性は仲間などヨコの関係を大切にする人が多い。タテに比べ、ヨコの関係は数倍人数が多い。相性の悪い人に巡り合う率も高く、あの人は何となく肌に合わないと意識するほど、神経の細かい女性は相手の気持ちや行動パターンなどに思いを巡らせ、葛藤が生じる。

しかも、職場内では男性に比べて人事異動が少ないことも関与している。男性は平均2～5年刻みで異動し、人間関係も変わる。女性はずっと同じ部署にいることも多く、それだけヨコの関係でこじれると、葛藤が続いてしまう。

さらに近年は、男性がこの職場内人間関係葛藤の対象になる例も増えている。女性の活躍が期待され、男性同様の「配置転換」や「昇進」の機会が増えたにもかかわらず、男女雇用機会均等に不理解で、肌に合わない男性上司と巡り合うと、葛藤が生じ不適応を起こす。

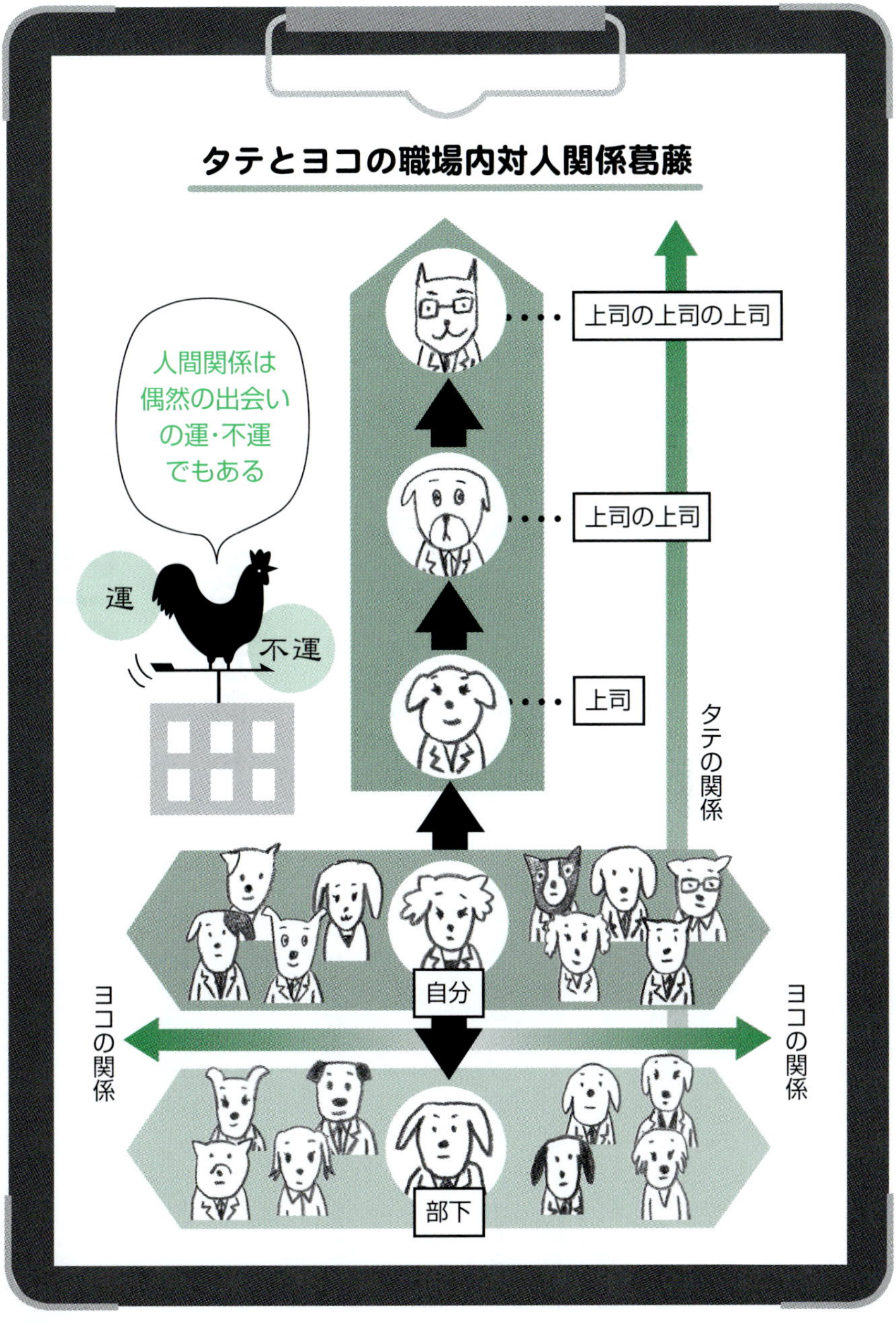
タテとヨコの職場内対人関係葛藤
人間関係は
偶然の出会い
の運・不運
でもある
運
不運
上司の上司の上司
上司の上司
上司
タテの関係
自分
部下
ヨコの関係
ヨコの関係

最近の「適応障がい」の特徴

「職場」にも、「個人」にも要因がある

「適応障がい」は、「職場要因」と「個人要因」の絡みから生ずるメンタル不調である。そこで、理解するにはこの2つの要因を分けて把握する必要がある。

まず、**「職場要因」**。一番に挙げられるのが日本の職場の特徴でもある「ジョブ・ローテーション」だ。定期的な人事異動といったほうが理解は早いかもしれない。そもそもは終身雇用、年功序列を保ちながら個人の職能の幅と実力を向上させようというものだったが、異動に伴う配置転換や昇進昇格、職場の人間関係の変化がストレスとして積み重なっていくことも多い。

さらに「ジョブ・ローテーション」を行う企業や組織体そのものが取り巻かれている社会情勢や競争要因が今や急速に変化している。そんな中では、個人は自分なりの思考を重ねながら実力を発揮していく状況がなかなか得られない。判断力や個人的裁量権が弱体化し、ス

トレス耐性を失っていく。ドラスティックな職場環境の変化からシャワーのように降り注ぐストレスに押しつぶされそうになる。実際に、どのような近年の企業活動や組織の変化が個人に大きな影響を及ぼし、メンタル不調の引き金になっているのか、後ほどキーワードにして詳しく述べることにする。

次に、**「個人要因」**。「適応障がい」には個人の性格傾向や行動パターン、価値観が大きく関与している。生真面目で融通性が乏しく、しかも社会的に未熟だったり、自己愛が強かったりする人が「適応障がい」をきたしやすい。

価値観によってもストレスの受け止め方が違う。中高年のケースでは、仕事中心の価値観の人が多い。これに反して若い人の場合は、なぜ、その会社や組織に入ったのかという就職動機が関与することも多い。就職をした動機によって、仕事の捉え方が違う。仕事をする目的も違う。自分の就職動機と与えられた仕事がそぐわない状況になったとき、「適応障がい」に陥ってしまうわけだ。さらに、これも後ほどキーワードで詳しく述べるが、最近の人々の性格や価値観、ライフスタイルが「適応障がい」になりやすい「個人要因」リスクを増大していることも確かである。

まさに"変化"の時代の副産物

キーワード①は「統廃合」と「再編成」

今、企業や組織体ではかなり思い切ったリストラクチュアリング（事業の再編成）が進行している。「事業の選択と集中」である。利益を生む、あるいは将来性がある事業には「お金やモノ、ヒト」を集中的に投入し、将来性のない、あるいは利益を生まない事業は廃止。相当過激に、大規模にそれが行われている。

一番問題になるのは、廃止となる部門で働いている人である。彼らの将来は「2つのパターン」に分類できる。

1つは、不採算ゆえに廃止された事業の人たちが他部門に配置転換される場合だ。胸のうちには、長年頑張ってきた仕事が評価されなくなったという不満が募り、現実は今まで経験したことがない仕事にたずさわる。異動先には、知人などの人脈もない。そんな新しい職場で、「適応障がい」を発症することになる。

もう1つは、「廃止された部門」を例えば3社（競合している他社）ぐらいでまとめて、「1

つの企業」にする方法だ。彼らは慣れ親しんだ会社を離れることになるうえに、もともと利益を生まない領域である。遅かれ早かれ経営が困難になっていく現状に伴うストレスは強い。

キーワード②は「世界競争」と「海外赴任」

グローバル化は現代の企業がかかえる共通の課題で、どこも厳しい世界規模の競争に晒されている。海外企業を相手に、競争に打ち勝つためには、どの企業も国内市場だけでは太刀打ちできなくなっている。メーカーを中心として、日本の企業はアメリカやヨーロッパのみならず、東南アジアや中央アジア、中近東、アフリカにまで進出している。現地に企業（現地法人）をつくり、日本から幹部職員を派遣、現地採用の人を管理しながらモノを作っていくという仕組みである。

最前線に赴任する勤労者にとって、まったく風土や文化が違う地域で仕事をすることは、大変なストレスである。しかも、多くの現地の部下をマネージメントしなければならない。言葉やマナーなどの違いでトラブルも生じやすい。その果てに「適応障がい」の兆候をきたして帰国する人も少なくない。

キーワード③は「短期間」実績主義

厳しい競争の中で獅子奮迅しながら新しい市場を獲得したり、生産ラインを固めたりしていくにはそれなりの時間がかかる。しかし、現実は、短期間で成果が要求される。会計制度の変更や株主中心志向の高まりで、勤労者、特に管理職は「短期間での実績」を、強く求められるようになってきた。もともと事業は、短期間で収益が出るものではない。そのためストレスは大きく、「適応障がい」のリスクが高まるばかりなのが現実だ。

キーワード④は「家族機能の喪失」

もう1つ、「適応障がい」を増やしている要因がある。それは「単身者の増加」だ。日本では結婚しない男女が増え、しかも彼らが中高年になるにつれ、親の介護など新しい家族ストレスも起きてくる。これが〝変化〟の時代に特徴的な「個人要因」になっている。家族が病気の早期発見をすることも多く、本人をサポートする力にもなる。しかし、単身者の増加に伴い、従来のように家族に期待できる機能が失われつつある。

以降、これらのキーワードが「適応障がい」の発症に関与していく様を見てみよう。

最近の職場不適応症の発症メカニズム

（©夏目 誠）

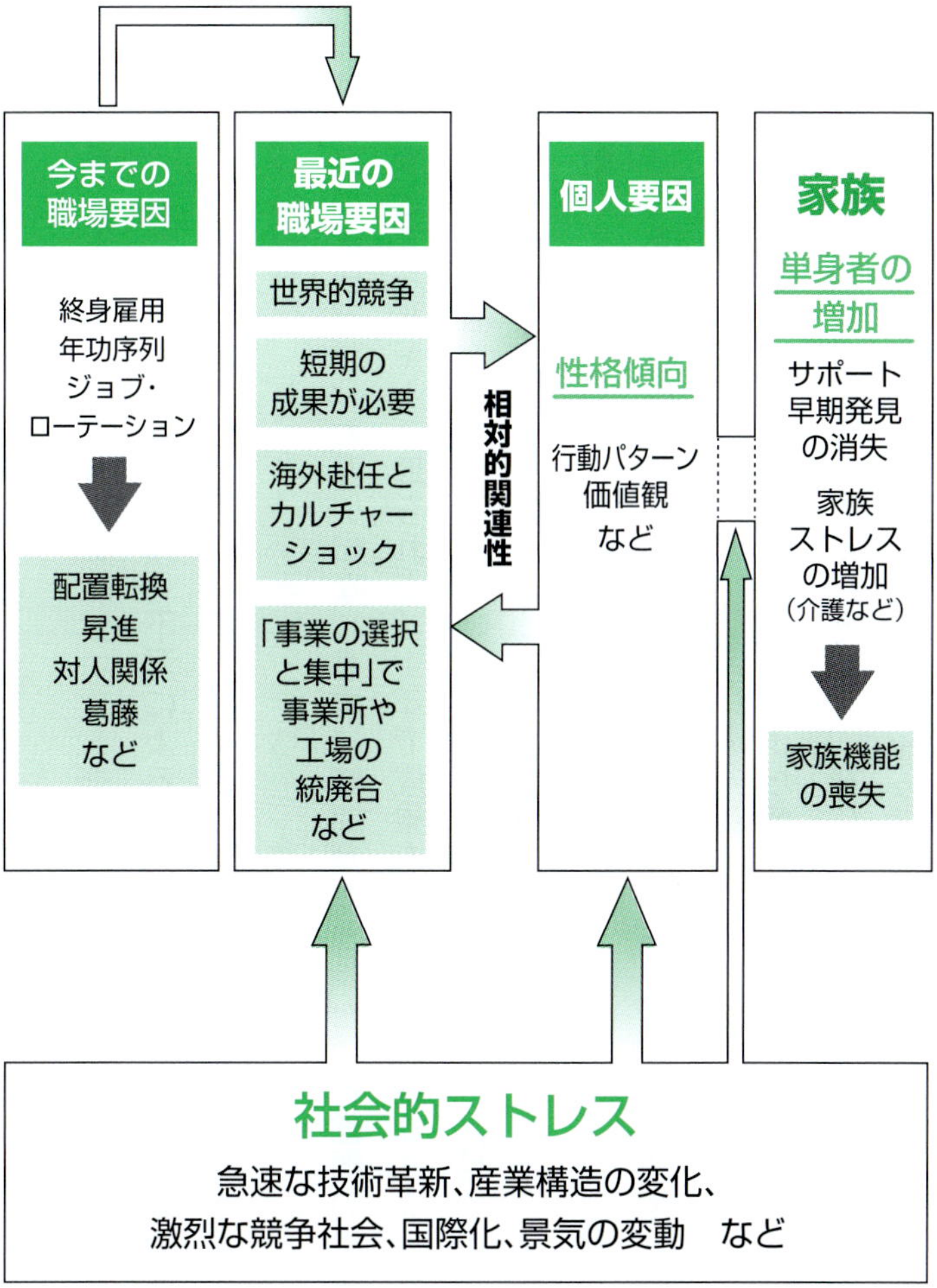

変化
今までの職場要因
終身雇用
年功序列
ジョブ・ローテーション
配置転換
昇進
対人関係
葛藤
など
最近の職場要因
世界的競争
短期の成果が必要
海外赴任とカルチャーショック
「事業の選択と集中」で事業所や工場の統廃合
など
相対的関連性
個人要因
性格傾向
行動パターン
価値観
など
家族
単身者の増加
サポート
早期発見の消失
家族ストレスの増加
（介護など）
家族機能の喪失
社会的ストレス
急速な技術革新、産業構造の変化、
激烈な競争社会、国際化、景気の変動　など

再編成で〝抜擢〟、成果が出せずに発症

Sさんは大手メーカーの新規事業プロジェクトチーム次長。真面目で頑張るが融通性は乏しい人である。妻と子どもの４人家族。不況による事業再編成で、会社は新規事業に80億円の予算を投入し力を入れ始めた。そのプロジェクトの次長に抜擢されたSさんへの期待は大きかった。部長は取締役、Sさんは事実上の責任者であった。

チームは14名の混成部隊。お互いになじむのに時間がかかった。各部門の縄張り意識もあり、調整に時間とエネルギーを取られた。１年で成果を出さなければならないが、先が読めない。しかし、担当重役からは度々の叱咤激励が入る。スタート２ヶ月目の中旬から下痢などの身体症状が現れ、３ヶ月を過ぎたころになると、「僕の責任だ」と落ち込むようになった。仕事が頭から離れず、眠りも浅く、仕事に関する寝言も増える。やがて、出勤しようと思っても、仕事のことを思うと出勤できない状態に。就業への不安・恐怖・緊張・焦燥症状が強くなり、仕事と会社に対して、はっきりとうつ症状を呈するようになってしまった。

心配した奥さんに促されて産業医に診てもらったが、身体的な異常所見は見つからず、ストレス性ではと精神科医を紹介された。そして、後に主治医となるその精神科医から、ストレス要因や症状、経過から、「適応障がい」の重症タイプと診断されたSさんであった。

抜擢され、期待に応えようと

次長

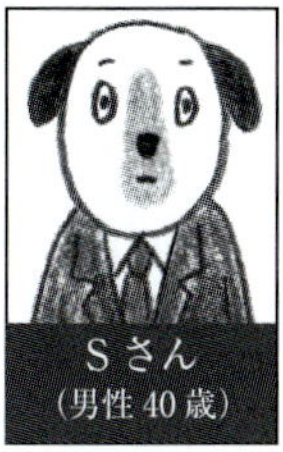
Sさん
（男性40歳）

不況対策の事業再編の一環として新規事業に力を入れ始めた会社は、80億円の予算の投入を取締役会で決議。新たに組まれたプロジェクトチームのリーダーに抜擢されたSさんへの期待は大きかった。

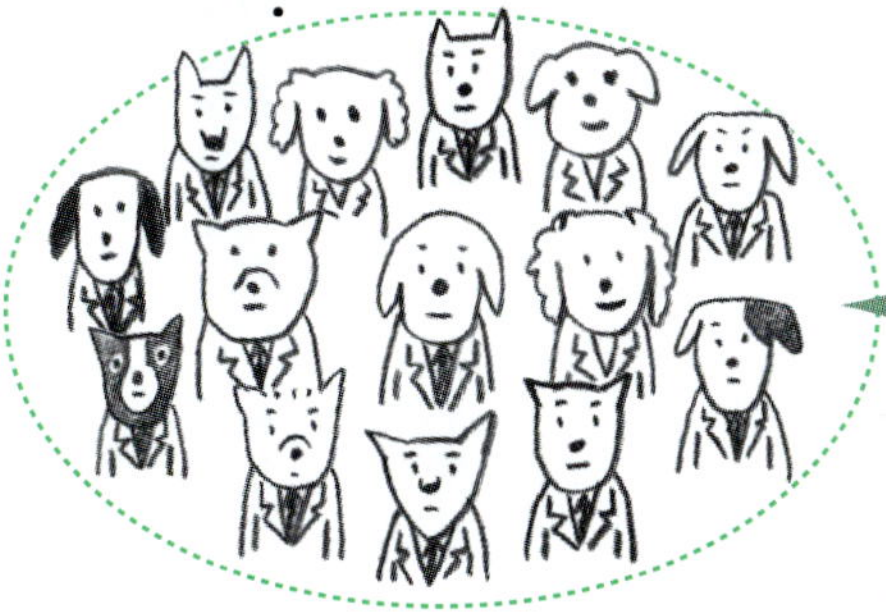

部下14名
寄せ集めの
即席混成部隊

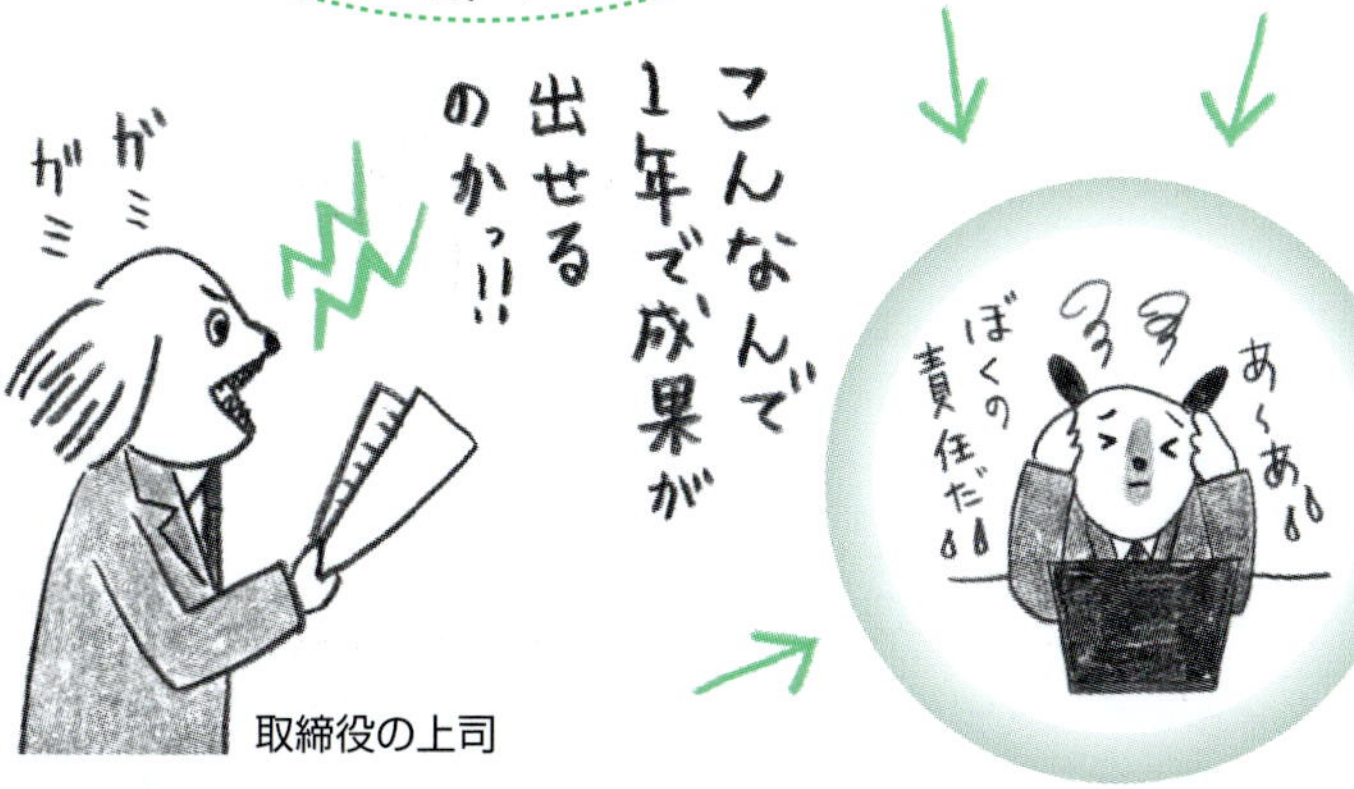
ガミガミ
こんなんで1年で成果が出せるのかっ!!
ぼくの責任だ
あ〜あ

取締役の上司

診断書は「うつ状態」

会社には「適応障がい」の診断書は出せない

Sさんに限らず、ほとんどの人は「適応障がい」の診断書は職場には持っていけないという。持っていけば上司からも人事や労務担当者からも、「『適応障がい』ということは、病気じゃなくて、あなたが適応できるか、できないかってことですよね？」とまるで自分が悪いように言われ、「適応できないのは、自分の責任のように思われる」という。もともと真面目な頑張り屋が、融通が利かずに一直線に頑張って、焦って、こうなっているわけだから、こんなことを言われると、さらに「そうできない自分を情けなく」思ったり、「理解されないつらさ」が致命傷のように心に突き刺さったりする。

そこで多くの精神科医や心療内科医は、不本意ながら「うつ状態」という診断書を書く。ここまではP50〜53に挙げた事例1と同じだが、今回のケースでは、「主治医」と「産業医」の連携ができたから、「うつ状態」の診断書を「うつ病」と勘違いされず、病状をこじらせずにすんだ。

「適応障がい」の診断書はNG!!

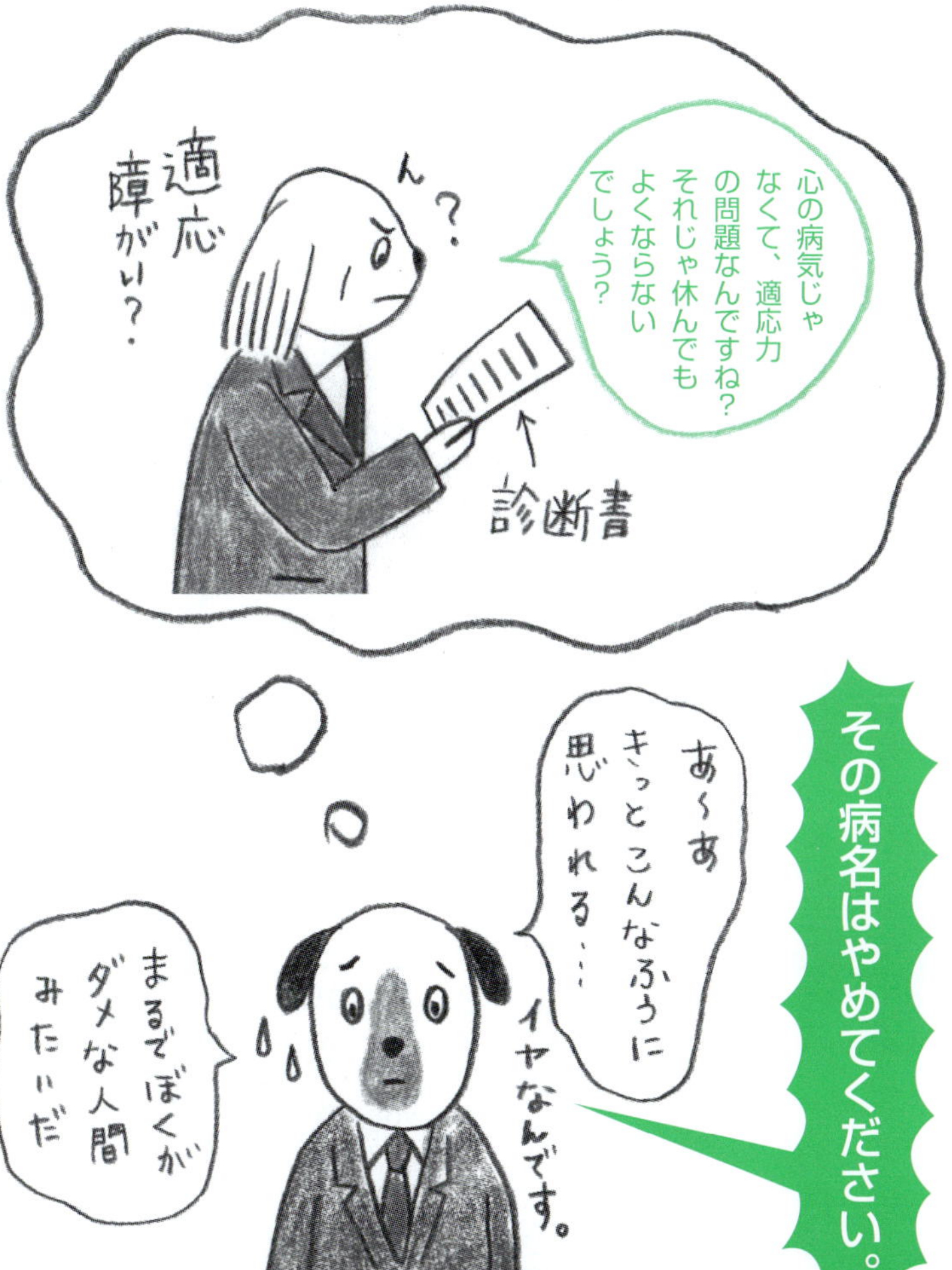

適応障がい？

ん？

心の病気じゃなくて、適応力の問題なんですね？それじゃ休んでもよくならないでしょう？

診断書
その病名はやめてください。

あ〜あ きっとこんなふうに思われる・・・

イヤなんです。

まるでぼくがダメな人間みたいだ

発症を防ぐ方法はなかったのか？

「過剰ストレス状態」でブレーキをかけられればよかったが……

会社の生き残りをかけた新規事業の事実上のチームリーダーで、しかもそのチームは毛色も経歴も違うメンバーの集合でうまくまとまらない。誰にとってもこれは、かなりのストレスがかかる状態である。このようなチームリーダーの人選に、そもそもミス・キャスティングはなかったのか？　ただでさえ、ストレスがかかる立場に彼をおいた会社側には、そのストレスケアになるようなサポート役とか、サブリーダーを立てておくという発想はなかったのか？　会社側にも事業再編成への焦りが強すぎ、人材を生かすうえでの配慮が足りなかったのではないだろうか。

さらに問題は、Sさんがかなりの過剰ストレス状態に陥っていることに、左の図でも示したように、ぎりぎりまで本人も周囲も上司も気づいていなかったことである。そのうえ、日頃から誰かに相談し、サポートしてもらう風土がない企業体質が盲点である。本人も周囲も、一度もブレーキを踏むこともなく、「適応障がい」へ直進してしまったわけである。

「過剰ストレス状態」で発症予防ができればよいが

本人も職場も気づかない、相談できない、サポートがない

「適応障がい」発症までの流れ

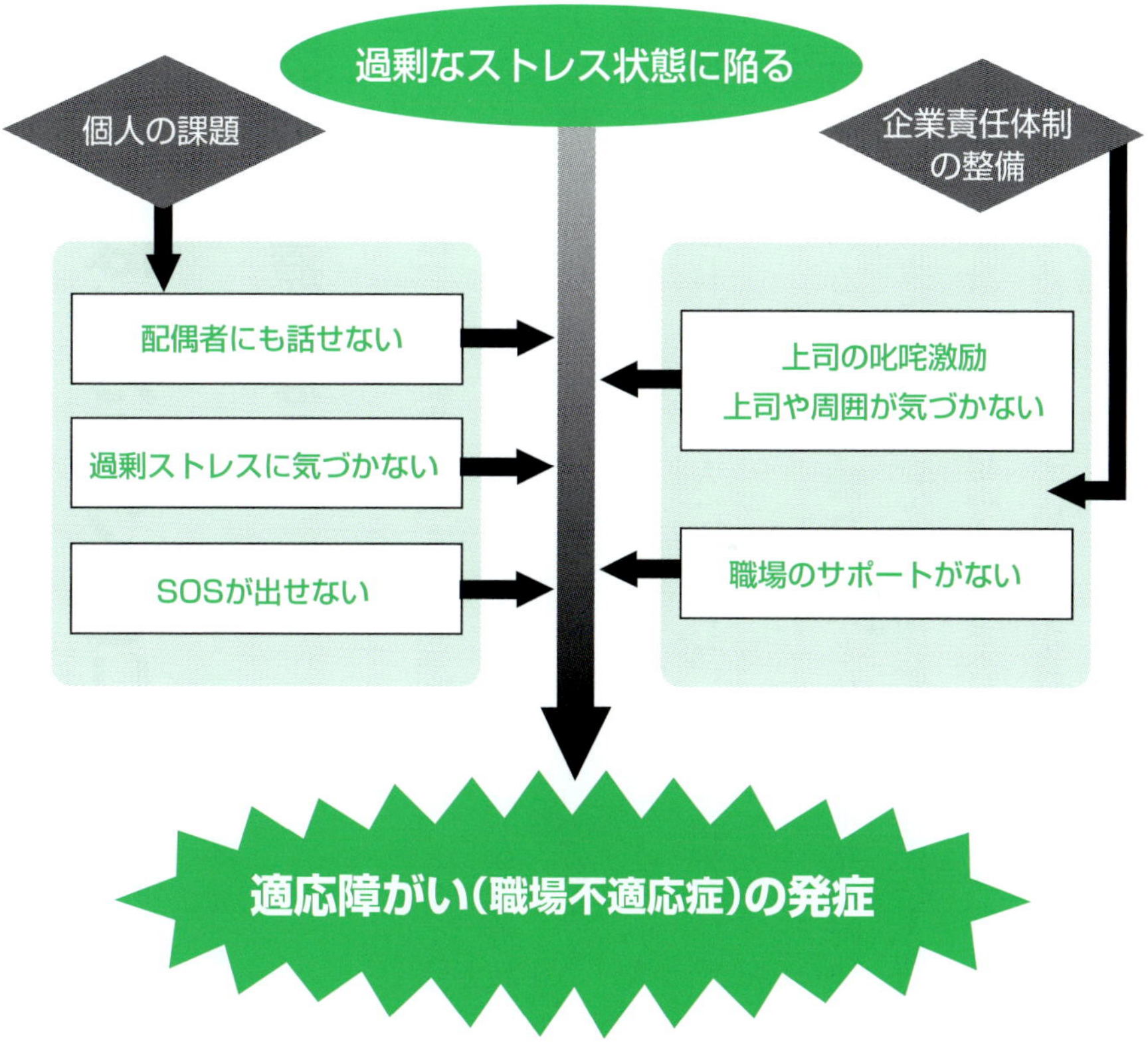
過剰なストレス状態に陥る
個人の課題
配偶者にも話せない
過剰ストレスに気づかない
SOSが出せない
企業責任体制の整備
上司の叱咤激励
上司や周囲が気づかない
職場のサポートがない
適応障がい（職場不適応症）の発症

「適応障がい」には、カウンセリングが有効

自分と向き合う時間が治療になる

精神科医であるSさんの主治医は、「診断書は『うつ状態』だが、Sさんには『出勤したいが出勤できない』という葛藤が強く、適応障がいを生じて精神的な危機状況にある」と、家族にも産業医にもきちんと伝えた。そして、「あなたと同じような状態を示した適応障がいの人のほとんどが復職しているし、再発も少ない。その後の適応がよい人が多いのです。だから心配せずに療養に専念してほしい」と本人に説明し、不安を和らげることから治療を始めた。

まずは、適応障がいを起こしている仕事から離れ、薬と休養で症状が軽快した3週間後、主治医は本格的な系統的精神療法（カウンセリング）を開始した。週に1回、8回にわたって行われたカウンセリングのテーマは、「1．自分と向き合い見つめなおすこと」と、「2．それを踏まえて、どのようにストレスに対処していくのが自分にはよいのか」の2点について、治療者と一緒に検討することである。すなわち「自己の性格傾向や価値観に気づき、自

分のストレス対処法を考える」ことになる。ここまで自分と向き合って、はじめて復職後の対応について具体的な話し合いができるようになる。「期待に応えられない不安とストレスに焦りすぎた」という落とし穴に自分で気づかなければ、復職しても同じ頑張りと、同じ焦りの繰り返しになり、再発してしまうリスクはなくならないからである。

自分を知り、自分を語り始めれば、出口は近い

カウンセリンが進むにつれ、Ｓさんは自分の長所と短所について冷静に見つめられるようになってきた。「自分の性格は真面目で、決してサボらずに頑張るほうですが、どこか融通性が乏しいのでしょうね…」。「きっちりしたいとか、いい加減では気がすまないところが以前からあります」。「間違いなく会社人間でした、仕事一筋でした」。「いつも一人で悩んでいました。誰かに相談したり、気分転換したりということができませんでした」。「そもそも、選抜、抜擢されて昇進したことは、自分への誇りでした。それだけに気負いが強すぎたかもしれません」等々、自己の性格やストレス要因に対する内省ができるようになった。

そして、「混成チームの牽引役というプレイング・マネージャーは、自分にはそもそも向いてなかったのかもしれない」と。ここまでくれば、あとは解決策を考えるだけである。

最後は、産業医が振る〝伝家の宝刀〟

1回限りの「治療的配置転換」が解決の切り札

職場・職務への適性が明らかにないと考えられ、それが「適応障がい」を生ずる根本的原因のため、同じ職場・職務に戻ればまた再発の危険がある場合に、産業医は職場関係者に「本人や職場のためにも、適性に合った職務への配置転換が望ましい」という「治療的助言」を行うことができる。それ以外にも「職務の軽減」や「職場環境の調整」、「サポートする人を決める」といった助言も行うが、治療的配置転換に関しては1回限りが原則である。

「今のプロジェクトチームの次長職は私には向いていない。従来のようなタテ型組織の『長』ならできる」というSさんの気づきを受け止め、本人の同意後、主治医は復職後の対応について、Sさんの産業医に配置転換という「治療的助言」を依頼。「産業医の○○先生が、上司や人事課長と話し合うとのことです。私は『○○先生にプロジェクトチーム次長より給与や職務待遇が同じ主幹への転換が望ましいのではないか』と助言しましょう」と言うと、Sさんは「その線で、よろしくお願いいたします」と同意し、復帰。6ヶ月経っても、良適応である。

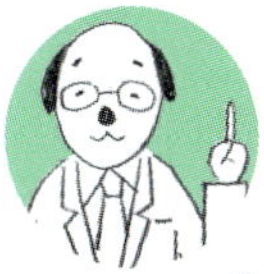

「治療的助言」の実際は

1. 昇進の場合は、「課長や部長などの長」をはずし「担当職」へ（待遇は同じ）
2. 本社や中枢・過重労働部門から「元の職場」へ配置転換
3. 過重労働の場合は業務を軽減する
4. 判断が難しい「強い対人関係葛藤」はケース・バイ・ケースで検討
5. 会社側が行う最大限の努力として行う（裁判の判例でこのように言い渡されている）

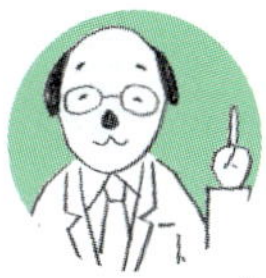

「治療的配置転換」とは

1. 医師が（職場要因を考えて）治療上の必要性から人事や上司などに助言する
2. 治療の一環である
3. １回限りの配置転換である
4. 人事担当者は本人から希望を聞き、第３希望ぐらいまでで実施する
5. この対象になるのは、ハラスメントか、明らかに「職務適性がない」場合が原則である

配置転換で、「適応障がい」はよくなる

左ページに、私が今までに精神科医として行った「治療的助言」の有効性を示した。助言の内容は「1．職務適性に合った職場や職種、ポストへの配置転換、2．職務の軽減、3．サポートの確保」である。59ケースのうち、産業医と職場関係者に助言が受容されたのが49ケースであり、10人のケースは無視された。受容された49人のうち職場に「良適応」を呈しているのが32ケース（65・3％）であった。一方、無視された群のうち、「良適応」を示したのは1割に過ぎなかった。「治療的助言」の重要性を示しているデータである。

「適応障がい」は、仕事や現在の職場環境にのみうつ状態をきたしている〝部分的うつ〟である。ゆえに、うつ状態をきたす環境から外せばすぐに回復し、よくなる。ただし、左の図に示したように、「その助言」が関係者に受容されないと、「不適応状態」が持続し、病気は慢性化する。一方、「うつ病」はうつの「波」がおさまると軽快する。この2点の違いで鑑別できる。

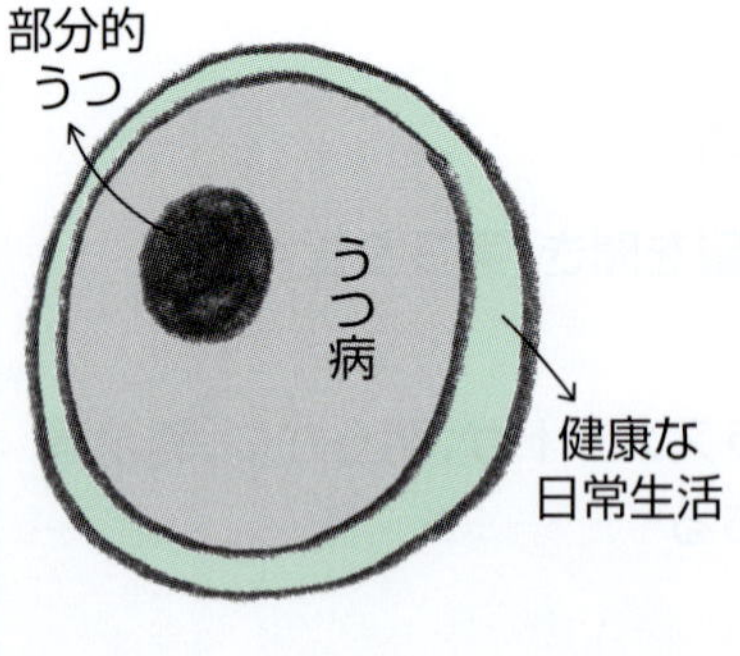

「治療的助言」が受理されれば、復帰後の適応もよい

治療的助言の有効性

※全59ケースにおいて	受容群(49)	無視群(10)
就業中	45	9
適応（良好）	32	1
働いているが、適応はよくない	13	8
その他	4	1

助言が受理されれば、よくなる

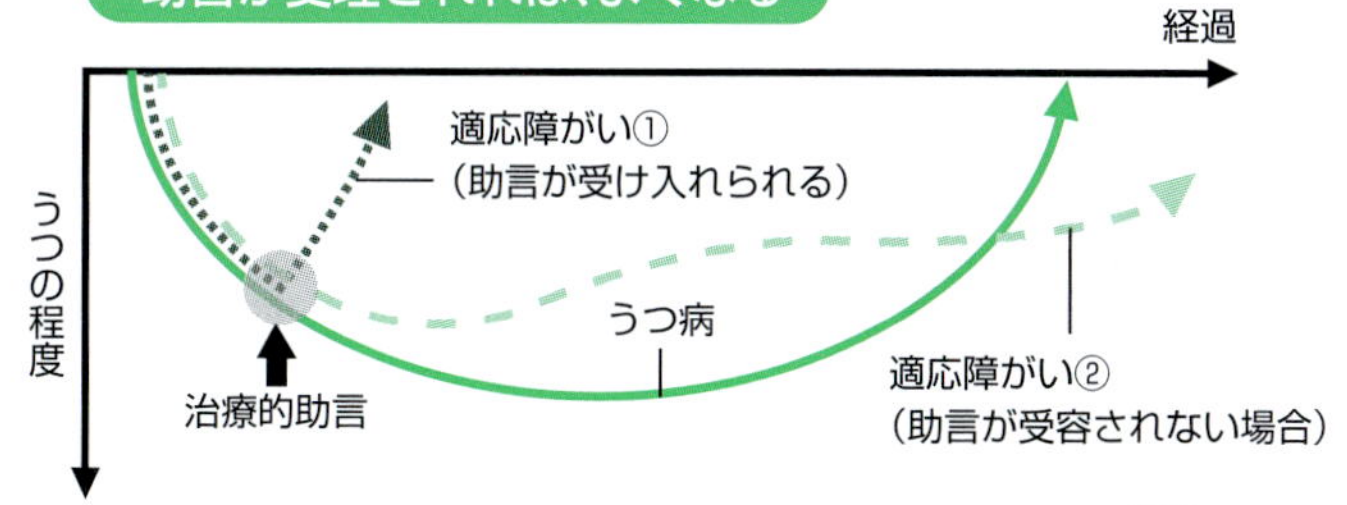
経過
うつの程度
適応障がい①
（助言が受け入れられる）
うつ病
治療的助言
適応障がい②
（助言が受容されない場合）

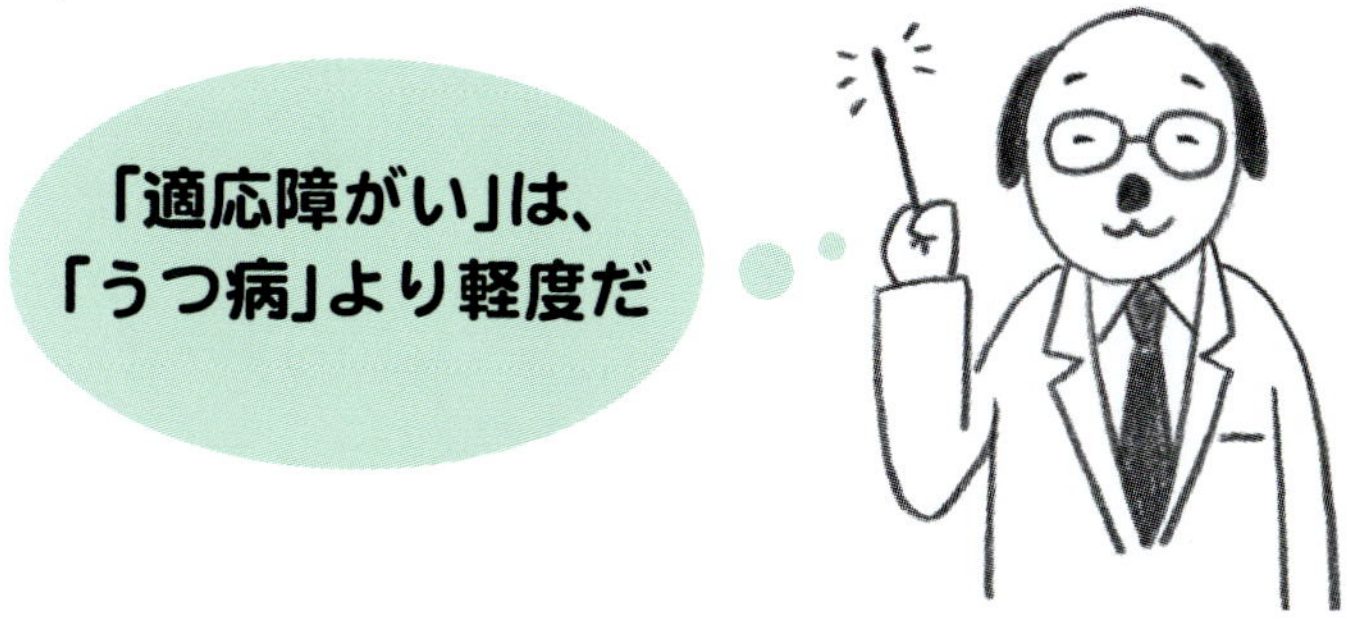
「適応障がい」は、
「うつ病」より軽度だ

第4章　要点整理

▽不登校の企業版である「適応障がい」が増えている。

▽「適応障がい」は、「職場要因」と「個人要因」の両方が絡んで発症する。

▽「適応障がい」は、〝現代〟という変化の時代の副産物でもある。

▽多くの場合、本人が診断書に「適応障がい」と書かれることを拒否する。

▽障がいなので、治療はカウンセリングが中心になる。

▽産業医が「治療的配置転換」を提言し、それがかなえられると、よくなる。ただし、「治療的配置転換」は1回限りでなければならない。

第5章

〝大人の発達障がい〟「アスペルガー症候群」の理解と支援

場になじめない「変な人」？「困った人」？

それは、性格ではなく、脳の特性

緻密なことにも正確で、専門知識もしっかりしている。意見もはっきり言う。今どきの優秀な人材だと思ったが、実際の現場でいろいろな人と連携しながら仕事をさせてみると、何かおかしい。一人だけはみ出して、周囲を困らせたり、戸惑わせたりしている。

そんな対人関係のトラブルに、〝大人の発達障がい〟が潜んでいることも少なくない。発達障がいは生まれつきの脳の特性で、発達のバランスが通常と異なり、成長とともに身につくはずの協調性や社会性、感情のコントロールなどの発達が未熟なために起こると考えられている。

しかし、発達障がいは先天的なハンディキャップなのではなく、脳の発達が一般的とは違っているだけ。その違いや特性を生かせる研究や仕事に出合えば、高い能力を発揮する人もいる。アインシュタインもビル・ゲイツも発達障がいだったというのは有名な話である。とはいえ、多くは成長の過程で自分の脳の不得手な部分に気づき、周囲との違和感を覚え、何かしらの生きにくさを感じながら育つため、なかなか彼らのようにはいかないようだ。

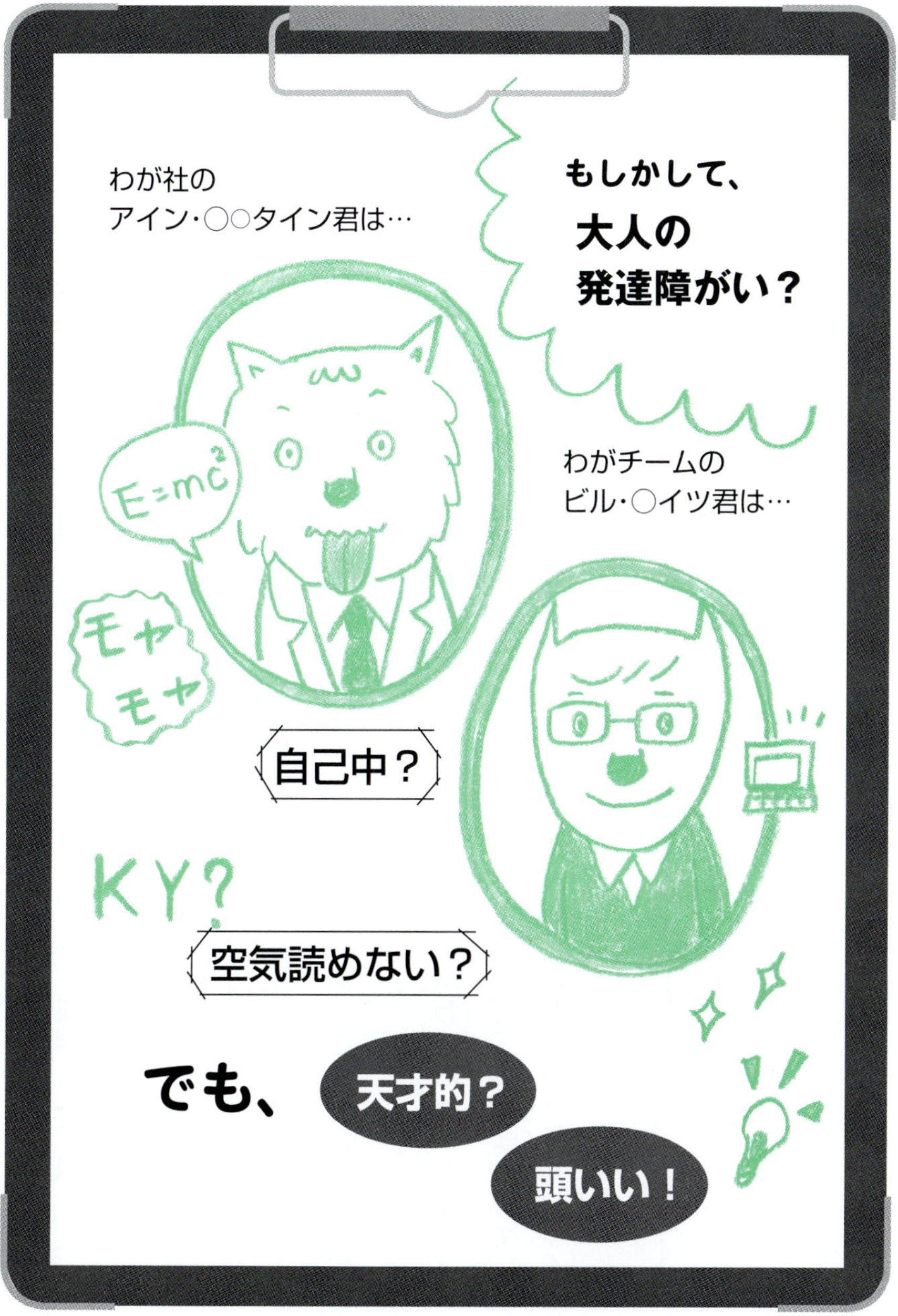
もしかして、
大人の
発達障がい？
わが社の
アイン・○○タイン君は…
E=mc2
モャモャ
わがチームの
ビル・○イツ君は…
自己中？
KY?
空気読めない？
でも、
天才的？
頭いい！

学生のときまでは個性で通じても、社会に出ると通じない

最近では、周囲の大人や本人が小学校入学前ぐらいからほかの人との違いを感じ、発達障がいに気づき始めるが、社会に出るまでは気づかずに育つことも少なくない。特に重症でなければ、個性や性格としてみんなに受け入れられ、仲間に助けられながらやってこられることも多い。学生のときまでは、気の合う人とだけ付き合い、関心のあることだけでやってこられるからだ。

しかし、社会に出るとそうはいかない。自分から上司も顧客も選ぶわけにはいかない。それまで個性として許容されてきた特性が、「変な人」「話の通じない人」「独りよがりで、こちらの気持ちや事情を理解してくれない人」という評価に変わり、対人関係がぎくしゃくすることになる」。これが、〝大人の発達障がい〟である。

しかも、独りよがりで、見方によれば自己中心的なため、何を言われても〝どこ吹く風〟なのかと思いきや、周囲から少しでも否定されたり、批判されたりすると、ひどく落ち込み傷つきやすい。社会性や協調性が育っていないということは、ストレス耐性が低く、二次障がいで「うつ」になりやすいわけである。対人トラブルで傷つき、うつ状態を生じて受診。このときの診断書もやはり、「うつ状態」である。

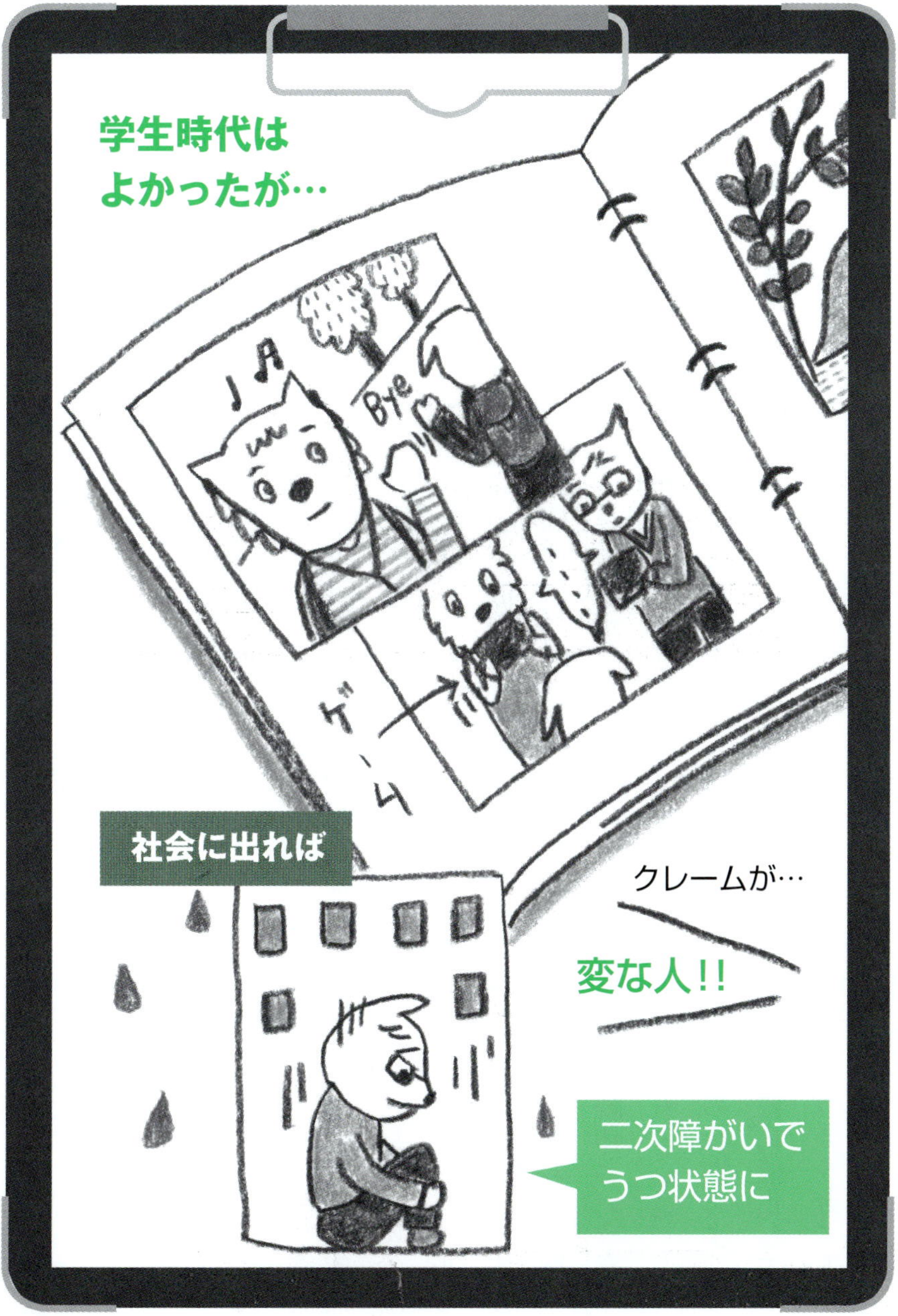
学生時代は
よかったが…
Bye
ゲーム
社会に出れば
クレームが…
変な人!!
二次障がいで
うつ状態に

ところで、アスペルガーとは？

言葉や知識レベルはむしろ高いが……

発達障がいといっても、知的障害を伴うタイプから、知的能力には問題がなく、むしろ高いタイプまで存在している。〝大人の発達障がい〟として多く見られるのは、自閉症に分類され、知識の習得能力が高い「アスペルガー症候群」である。しかし、この特性のレベルも人によってまちまちで、そのうえ注意力散漫で後先考えずに行動したり、思ったことをすぐに口にして相手の気分を害したり、周囲を戸惑わせる「注意欠陥・多動性」の特性も併せ持っていることが多く、軽症から重症まで区別がつきにくい。そこで、最近は連続体という意味の「スペクトラム」という言葉を用いて、「自閉症スペクトラム」と名づけられている。

ＩＱなどの知的能力と社会適応能力は別ものである。小さいころから自分の特性をよく理解してくれている人とは安心して過ごせるが、そうでない他人には必要以上に礼儀正しすぎたり、攻撃的になったり。他人と上手く付き合えず、こだわりが強くてトラブルを起こしやすい。左のような3つの特徴が目立つのが「自閉症スペクトラム」といわれている。

アスペルガー症候群などの自閉症スペクトラム障がいに見られる３つの特徴

コミュニケーションの問題

相手の様子を見ながらコミュニケーションができず、何でも言葉通りに受け取ってしまう、うまく表現できずにパニックになる、など

社会性の問題

規則や習慣にこだわり、決まりごと通りにしない人がいると責めたり怒ったりして、融通がきかず、外からはかえってマイペースに見える、など

想像力の問題

自分の好きな分野にはこだわりが強く、集中して取り組むが、他のことには関心がないので、総合的に見て予測を立てることなどが苦手、など

人とのズレ行動が生きにくさのもと

発達障がいは成人期になってから発現することはほとんどなく、小さいころからその特性が現れているものだが、知的レベルが高いほど障がいとは気づかれにくく大人になっている。大学を終えるまでの期間は、勉強がよくできれば、集団生活では少々困難を伴っていても、まわりにカバーされながら、「ちょっと不思議な子」で見逃されてくる。

ところが社会に出れば、その環境特有の〝暗黙のルール〟や〝常識〟、〝大人の判断〟などが存在し、それが通じずに常に原理原則的な言動で人とズレが生じて、失敗を繰り返すことになる。例えば、「こんな言葉で相手に話しかければいいんだよ」と先輩に一度アドバイスされれば、状況を顧みず、いつも同じ言葉の挨拶になる。また時間や手順が決められていれば、少しでもその通りでない事態の状況をとっさに理解できず、相手を責める。しばらくは様子を見るとか、やんわりした表現で丸く収めるなどという臨機応変的な対応は無理である。

こうして日々ズレを生じているうちに、対人関係が保てなくなり、苦しみ、傷つき、自己肯定感が薄れて、うつや引きこもりになるのが、仕事を続けられなくなる原因である。ほとんどの場合、このようなケースも「うつ状態」の診断書で休業になるが、うつ病の治療では解決しない。

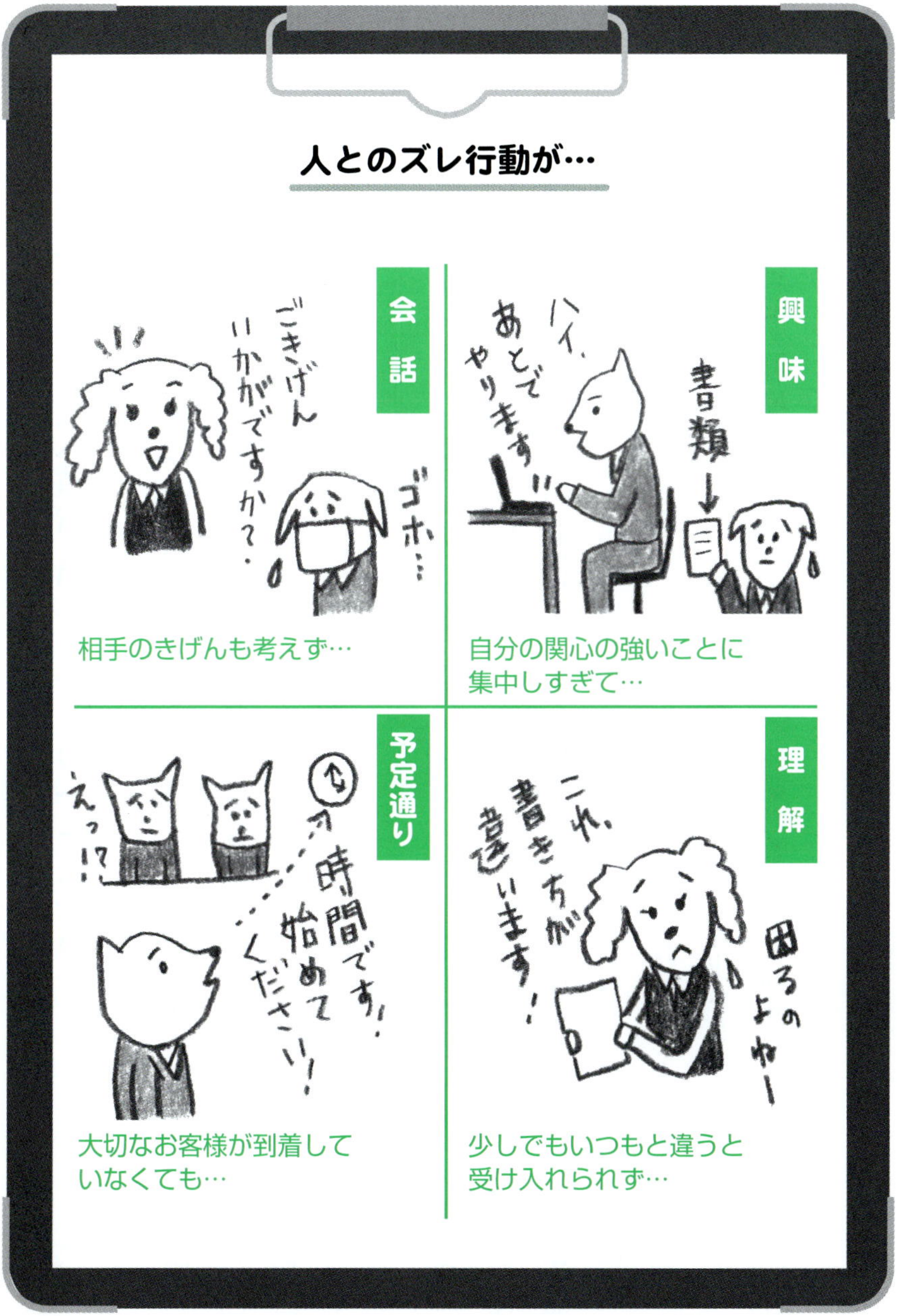
人とのズレ行動が…
会話
ごきげんいかがですか？
ゴホ…
相手のきげんも考えず…
興味
ハイ、あとでやります
書類
自分の関心の強いことに集中しすぎて…
予定通り
えっ!?
時間です！始めてください！
大切なお客様が到着していなくても…
理解
これ、書き方が違います！
困るのよね～
少しでもいつもと違うと受け入れられず…

生きにくさから、二次障がいで「うつ」になる

本人は真面目に一生懸命やっているつもりでも、周囲とのズレやさまざまな軋轢から強いストレスを感じ、二次障がいとしてうつ状態を併発しやすいのは、「アスペルガー症候群」の特徴のひとつでもある。特に、社会人として働くようになってから「アスペルガー症候群」の特性が目立ち始め、生きにくさが増してくると、日々の失態や挫折体験が重なって上司や同僚から非難されたり、無理解な言動に晒されたりすることも多くなる。

それが原因で自尊心が保てなくなり、自己評価が低下して、抑うつ気分に襲われるようになる。気分が落ち込んで、不安感も強くなり、疲労感が続いて心身ともに消耗し、食欲や性欲も低下、睡眠障害も現れる。うつ病に伴う、頭痛、腹痛、吐き気など、さまざまな身体症状が表出することも珍しくない。うつ病と「アスペルガー症候群」などの発達障がいには、どちらもセロトニンの脆弱性が共通しているという指摘もされており、まず治療可能なうつ病のケアを優先するために、「うつ状態」や「うつ病」の診断書が提出されていることも多い。この診断書だけを見て、職場側が「うつ病」による休業だと一概に判断すると、その後の復帰時の決定的な落とし穴になってしまう。

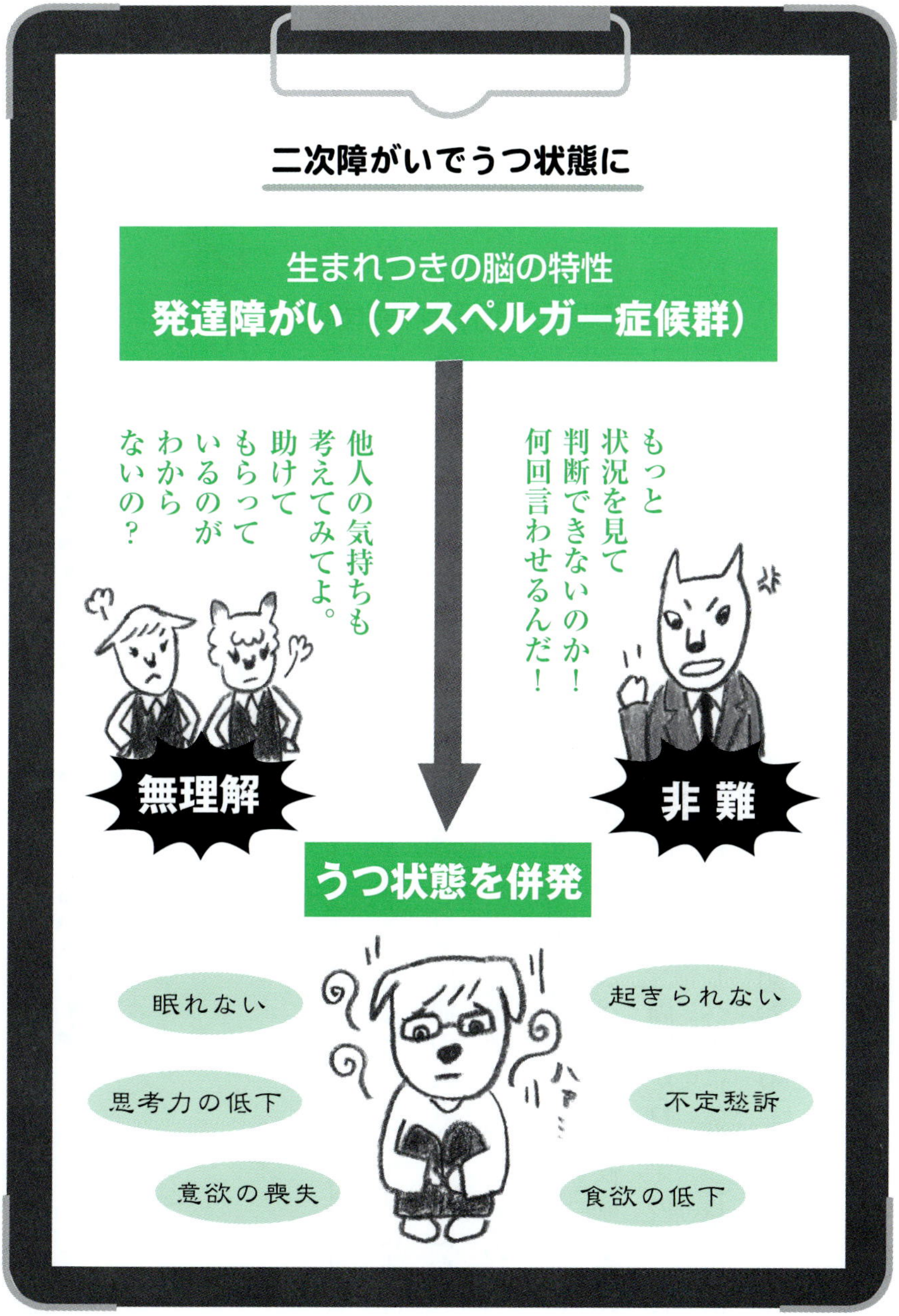
二次障がいでうつ状態に
生まれつきの脳の特性
発達障がい（アスペルガー症候群）
他人の気持ちも考えてみてよ。
助けてもらっているのがわからないの？
もっと状況を見て判断できないのか！
何回言わせるんだ！
無理解
非難
うつ状態を併発
眠れない
思考力の低下
意欲の喪失
起きられない
不定愁訴
食欲の低下
ハァ…

アスペルガーの度合いは人それぞれ

特性ですむレベルか、障がいのレベルか

「アスペルガー症候群」（自閉症スペクトラム）は、P144でも述べた通り、特性の度合いは重いケースから軽いケースまで、まちまち。その程度が軽く、なんとか社会生活に支障をきたさずに日常生活を送り、しかも緻密な仕事を担当してもらえば他の人より完璧にやってくれるので評価されているような場合は、その特性が「障がい」とは誰も思わないものだ。「アスペルガー症候群」が〝特性レベル〟か、日常生活にトラブルを生じる〝障がいレベル〟か、左ページの特性度メモリをイメージしてみるよい。重症の「アスペルガー症候群」を10とすると、度合いが中間、つまり5以下レベルの人が実際には多い。周囲から見ていて、特性が目立ったり、目立たなかったりする。多くの場合、それ以上のレベルになり、日常生活が困難になるかどうかは、置かれた環境との関係も関与していると思われる。ストレスが多く、不安や緊張感からうつやパニック状態を招きやすいような環境に置かれると重症化しやすいのではないかと考えられている。

アスペルガー特性度
を測定すれば――

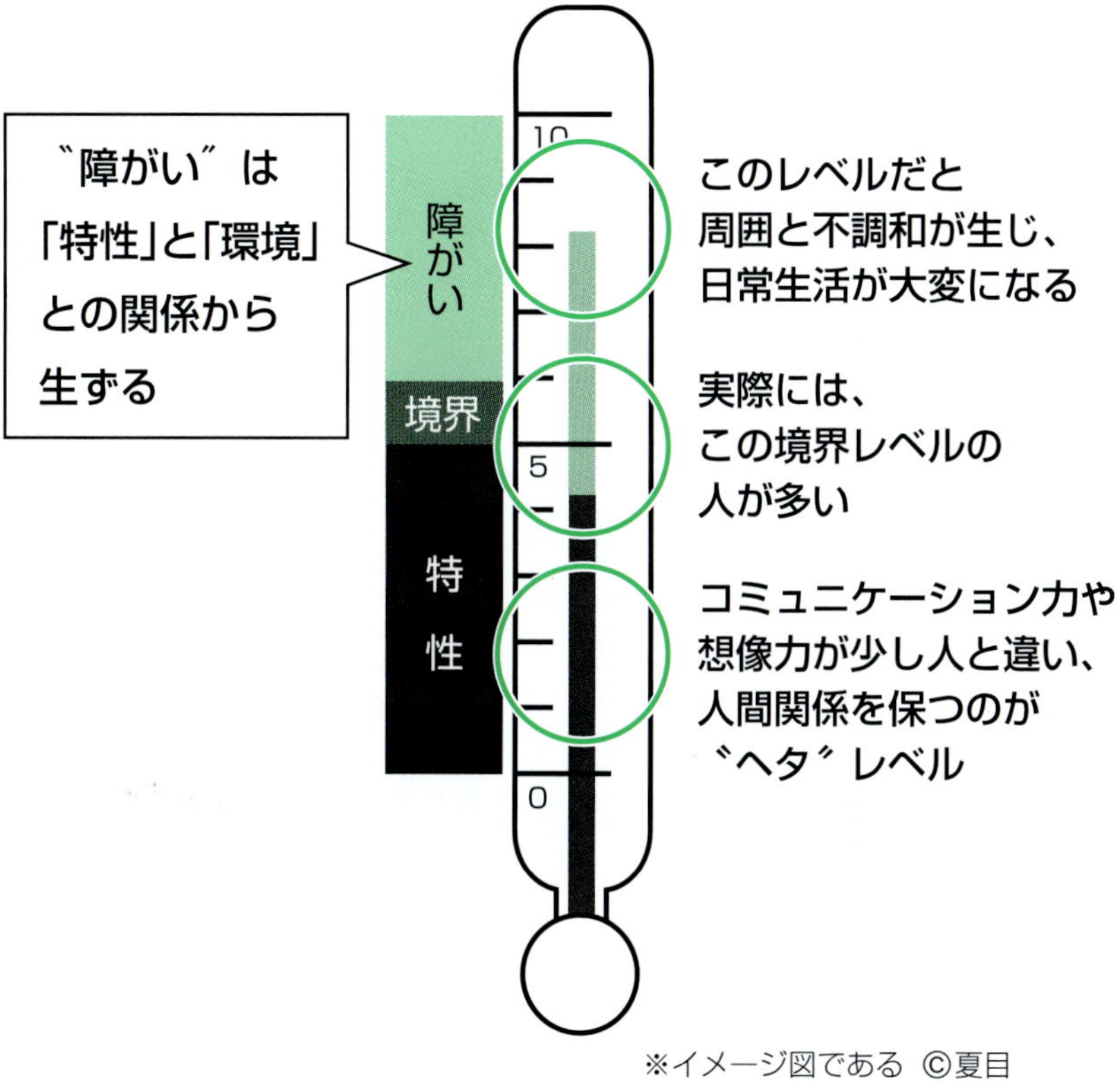
〝障がい〟は
「特性」と「環境」
との関係から
生ずる
障がい
境界
特性
10
5
0
このレベルだと
周囲と不調和が生じ、
日常生活が大変になる
実際には、
この境界レベルの
人が多い
コミュニケーション力や
想像力が少し人と違い、
人間関係を保つのが
〝ヘタ〟レベル

※イメージ図である　©夏目

**〝障がい〟とは、環境への不適応になり
日常生活に支障をきたした場合を言う**

治療ではなく、支援が必要

「アスペルガー症候群」（自閉症スペクトラム）は、生まれつきの脳の特性で、それ自体は病気ではない。そのため医者ができることは実際には環境との関係で障がいがあるときに診断をつけることや、二次障がいでうつ状態や不安障がいなどの病気を併発している場合のその病気の治療に限られている。いわゆる〝大人の発達障がい〟と言われるようなアスペルガー特性の人が職場にいる場合、「うつ状態」という診断書の加療休養期間を経て、ストレスによる心身の消耗が癒されたあとは、治療ではなく〝支援〟が必要である。

子どものころから特性が目立ち、早期に発見されている場合には「発達障がい者支援法」において学校教育における支援や就労の支援が定められ、「発達障がい者支援センター」も設置されている。まずこの特性と支援の原則などを理解するために、同センターに相談に行くのもよい。ここでは職場の業務をスムーズにし、本人の特性とよいところを伸ばしながら職場全体の力を高めるためのサポート法を述べておく。営業には向かない人でも、営業マンと組んで完璧なマーケティングや営業資料ができれば、そのコンビの成績向上は想像以上になることもある。できないことを責めず、人材活用するサポートのカギを知っておいていただきたい。

職場のサポート＝対応の実際

あいまいな表現が伝わりにくい。「適当に」「状況に応じて」などは禁物。

また「あのときみたいに」とか、「ちょっとでいい」「きちんと」「すぐに」などと言っても、こちらがイメージしている程度が共通理解できず、自分勝手に解釈してとんでもない程度になることがある。

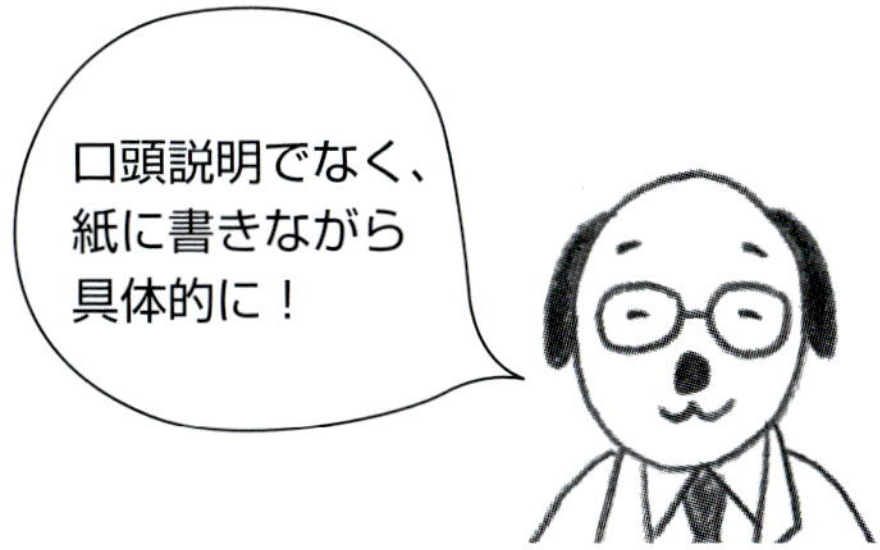
口頭説明でなく、
紙に書きながら
具体的に！

1 複数を指示しない

優先順位をつけて、１つずつ

「これを３部コピーとって、この挨拶文を入れて次の３ヶ所に送って」ではなく、１つずつの指示を３回に分けて。

2 あいまいに表現しない

時間や数、場所を明確に

「なるべくすぐに」ではなく、**「３０分以内に」**。**「どこかに保管して管理して」**ではなく、**「君のPCのデスクトップに」**と。

3 目でわかるように

言葉でなく、図を描いて

仕事の流れの図を描き、**これからやることはこの工程だとわかる図**や、書類は**こういう形で整理する**等がわかる図など。

4 変更は早めに知らせる

あとで知ると**パニックになりやすい。**
「変更後はこうなる、こうすればよい」と伝える。

第5章　要点整理

▽職場や取引先と対人関係のトラブルになる人に、「大人の発達障がい」の人がいる。

▽中でも、知的能力はむしろ高いが周囲とうまくいかない「アスペルガー症候群」が多い。

▽「アスペルガー症候群」は軽症から重症まで区別がつきにくい。そこで最近は連続体という意味を持つ「スペクトラム」という言葉を使って「自閉症スペクトラム」と名づけられている。

▽コミュニケーション力、社会性、想像力、この3つの欠如が共通点である。

▽アスペルガーの度合いによって、職場の中でもなんとか日常生活を送れる人と人間関係を保つのが困難な人がいる。

▽職場の上司や周囲は、サポートや対応の方法を知っておくべきである。

第6章

失敗しない
職場復帰のために

復帰を見極める「診断書」が混乱のもと

「主治医」と「産業医」の基準に差異がある

職場復帰の「診断書」を巡り、混乱が生じていると思われるケースをよく見かける。混乱の原因を招いているのが、「主治医」と「産業医」の見解の違いである。主治医は、症状がほぼ軽快し、本人がそろそろ職場復帰したいと強く希望すれば、その心情につい寄り添いがちである。すでに長く休んでしまい、取り残されている気がするとか、妻からもそろそろいいのではないかと言われて、早く働かないと妻がかわいそうだなどと訴えられると、さらに休み続けたほうがよいとも言いづらいものである。

そこで、抑うつ状態が解消しているか、生活リズムが戻り、睡眠もとれているかなどを確認し、体力も回復していると判断すれば、主治医は「就労可能」の診断書を書いて渡すことも多い。P40〜41に記した通りである。

ところが、産業医の職場復帰の見極めは、あくまでも再び以前の職場に戻り、以前のような業務をどの程度続けられるかを判断基準としている。ここに大きな差異がある。

「主治医」からの診断書だけで、判断していないか

「産業医」が精神科の場合は、うつ病などのメンタル不調で休業していた従業員の主治医から「就労可能」の診断書が提出されても、前述のような状況を理解しており、さらに業務可能かどうか再検討するために、主治医の先生に問い合わせをすることもできる。

しかし、産業医が内科などの場合には、主治医の先生から提出された診断書があれば、そのまま職場復帰可能なのだろうと受け取りがちである。ただし、産業医には産業医の業務として、「復帰の可否判断と職場復帰支援プランの作成」が課せられている。これを行わなければならない以上、必ず職場と本人を交えた三者面談を持つ。このときの判断材料として、「就労可能」だとしても、どこまで業務に復帰できる状態なのか。体力だけではなく、メンタル面でストレス耐性がどこまで戻っているのかを考慮しなければならない。内科で判断しかねる場合には、やはり「職場復帰可能という診断書をいただきました。当社規定により復帰後は定型業務を中心に行い、それから通常業務です。復帰に関して先生から、必要事項があればご教示いただきたい」等の問い合わせが大事である。精神科の主治医は診断書には書く必要がないために記していない情報も患者のためになるのなら、教えてくれるはずである。

復帰基準には４つのレベルがある

主治医は１レベル、産業医は３レベルを求めるが……

職場復帰は左ページの４つのレベルで考える。１は、「症状軽快レベル」。うつ病であれば落ち込んだ気分や意欲の減退などの症状が軽快し、日常生活が普通にできるような状態をいう。主治医が職場復帰の１つの目安にするのがこのレベルである。

２は、「通勤可能レベル」。朝のラッシュ時に職場まで継続的に通勤できる状態をいう。生活リズムができていることも含まれる。例えば朝６時半ごろに起床し、８時半までには会社に着くというリズムを崩さずに数日継続できる状態である。

３は、「作業レベル」。職場でマニュアルがある仕事や、定型業務などの作業が１日３〜５時間ぐらい、週に５日ぐらいできる状態をいう。産業医が「リハビリ出勤」を始めてもよいと復帰の目安にするのがこのレベルである。

４は、「通常業務レベル」。休職前から行っていた仕事内容が７〜８割できるような状態を指す。職場の上司などが、望んでいるレベルである。

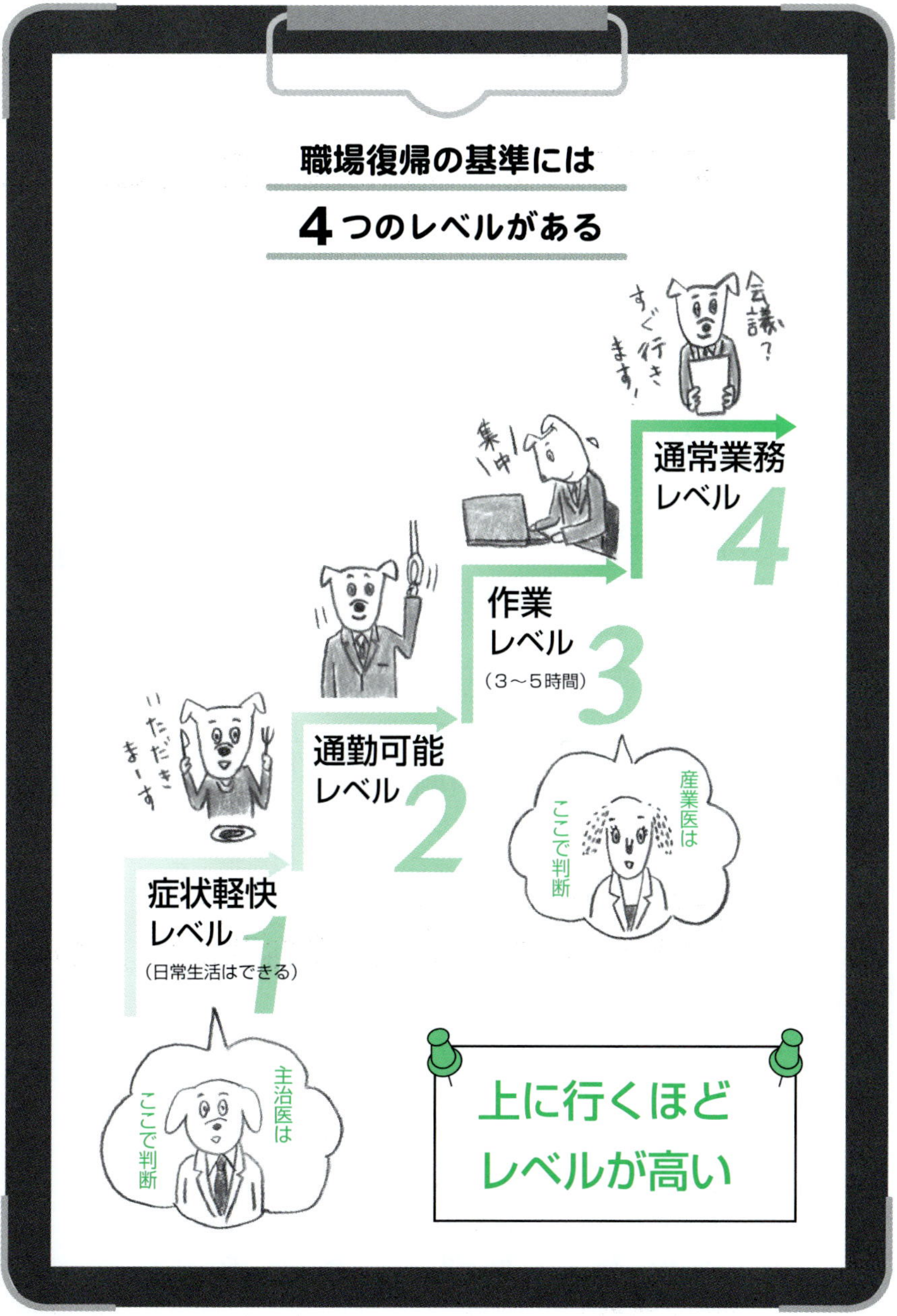
職場復帰の基準には
4つのレベルがある
いただきまーす
症状軽快
レベル
（日常生活はできる）
1
主治医は
ここで判断
通勤可能
レベル
2
集中！
作業
レベル
（3～5時間）
3
産業医は
ここで判断
すぐ行きます！
会議？
通常業務
レベル
4
上に行くほど
レベルが高い

望むレベルは5者さまざまだ!

本人(患者さん)、家族、職場、主治医、産業医。1人の患者の職場復帰にはこの5者の望みや判断が交錯している。前ページでも書いているが、主治医は「症状軽快レベル」をポイントにし、患者さんの希望が強ければ、症状に関係なく復帰を考えることもあるようだ。これに対し、産業医は「作業レベル」を条件とし、職場関係者は本音では、通常業務がそれなりにできるレベルを望んでいる。

また、患者さんは症状が軽快し、日常生活が可能になれば出勤できると考えている。実際は、症状軽快と通勤可能なレベルの間には、かなりの違いがある。落差には患者さんの職場復帰への焦りが反映されている。

さらに、家族は、症状が軽快した時点で出勤してほしいと願っている。なぜならば、経済的な問題や世間の目を意識するからである。あるいは、子どもたちに患者さんの姿がどのようにうつっているのかという点も心配しているのだ。十中八九、家族にはなるべく早く会社へ復帰してほしいという思いが強い。できれば今回の病気はなかったことにして、早く元のような生活スタイルに戻りたいと思っているのが家族の本音である。

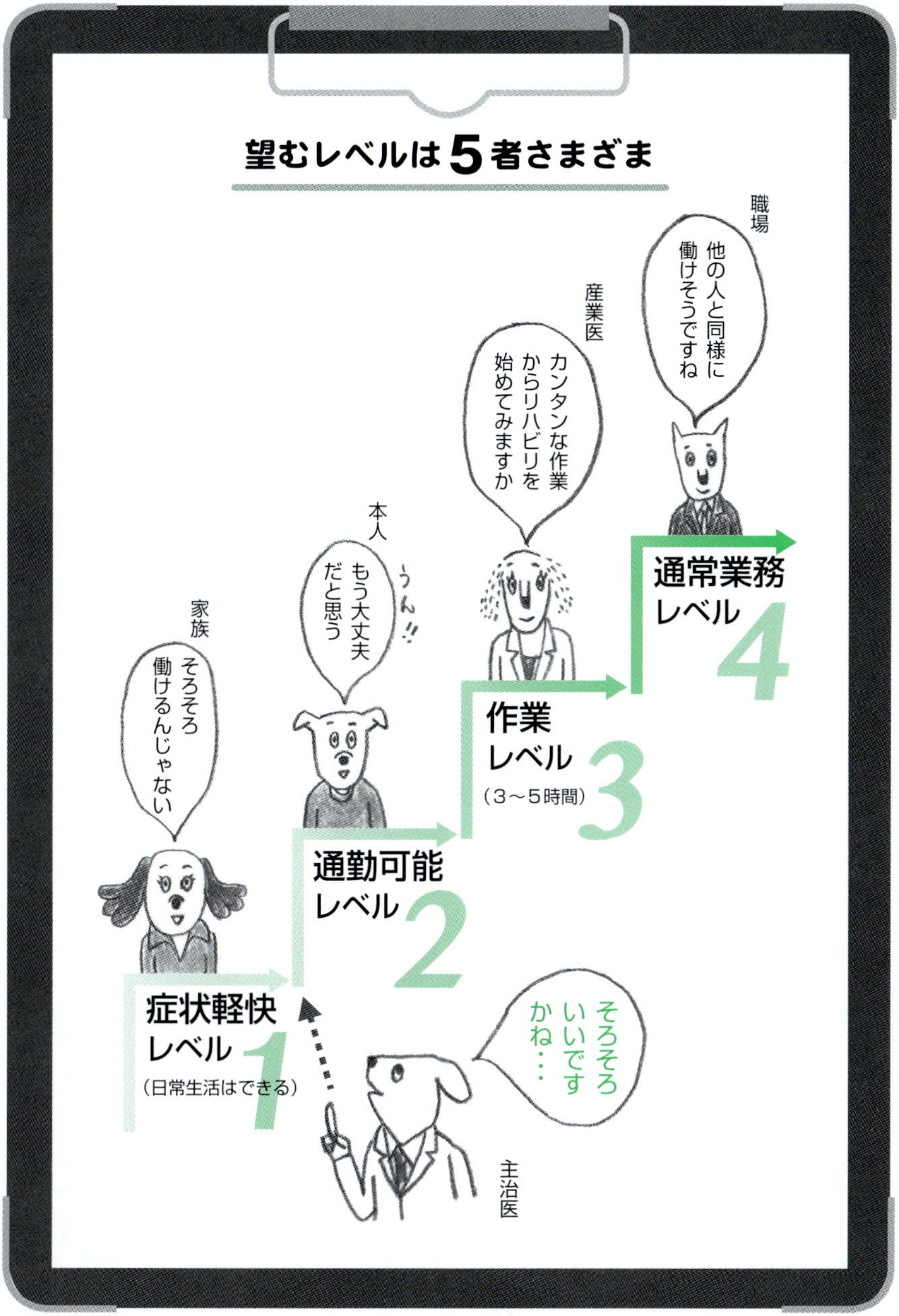
望むレベルは5者さまざま
職場
他の人と同様に働けそうですね
産業医
カンタンな作業からリハビリを始めてみますか
本人
もう大丈夫だと思う
うん!!
家族
そろそろ働けるんじゃない
通常業務レベル 4
作業レベル（3〜5時間） 3
通勤可能レベル 2
症状軽快レベル（日常生活はできる） 1
そろそろいいですかね…
主治医

再確認を！「就労可能」か、「就業可能」か

それを見極めるために、「リハビリ出勤」がある

うつ病などで休んでいた人が職場復帰をする際には、必ず主治医の診断書が必要である。多くの場合、P40～42ですでに述べたが、「就労可能」の診断書である。職場復帰に向けた4つのレベルに当てはめれば、「症状軽快レベル」に重きを置いた判断である。そこで、さらに「作業レベル」や「通常業務レベル」まで可能かどうか、つまり「就業可能」かを見極める「リハビリ出勤」の実施が1つの方法となる。

「リハビリ出勤」は、現在、多くの企業などで職場復帰支援制度の1つとして行っている。給与を支給する企業とそうでない企業があるが、休職のまま行うのが原則である。ただし、休職扱いのリハビリ出勤途中で事故などに遭っても、労災の対象にならないため、他の保険などをかけて行う所も少なくない。一方、公務員職場などではこのような例外的保険は用意できないため、リハビリ出勤は行わないという所もある。実際には、①朝から半日出勤、②午後3時ぐらいまで、③午後4時ごろまでの3～4ステップに分けた内容が多い。

リハビリ出勤の流れ

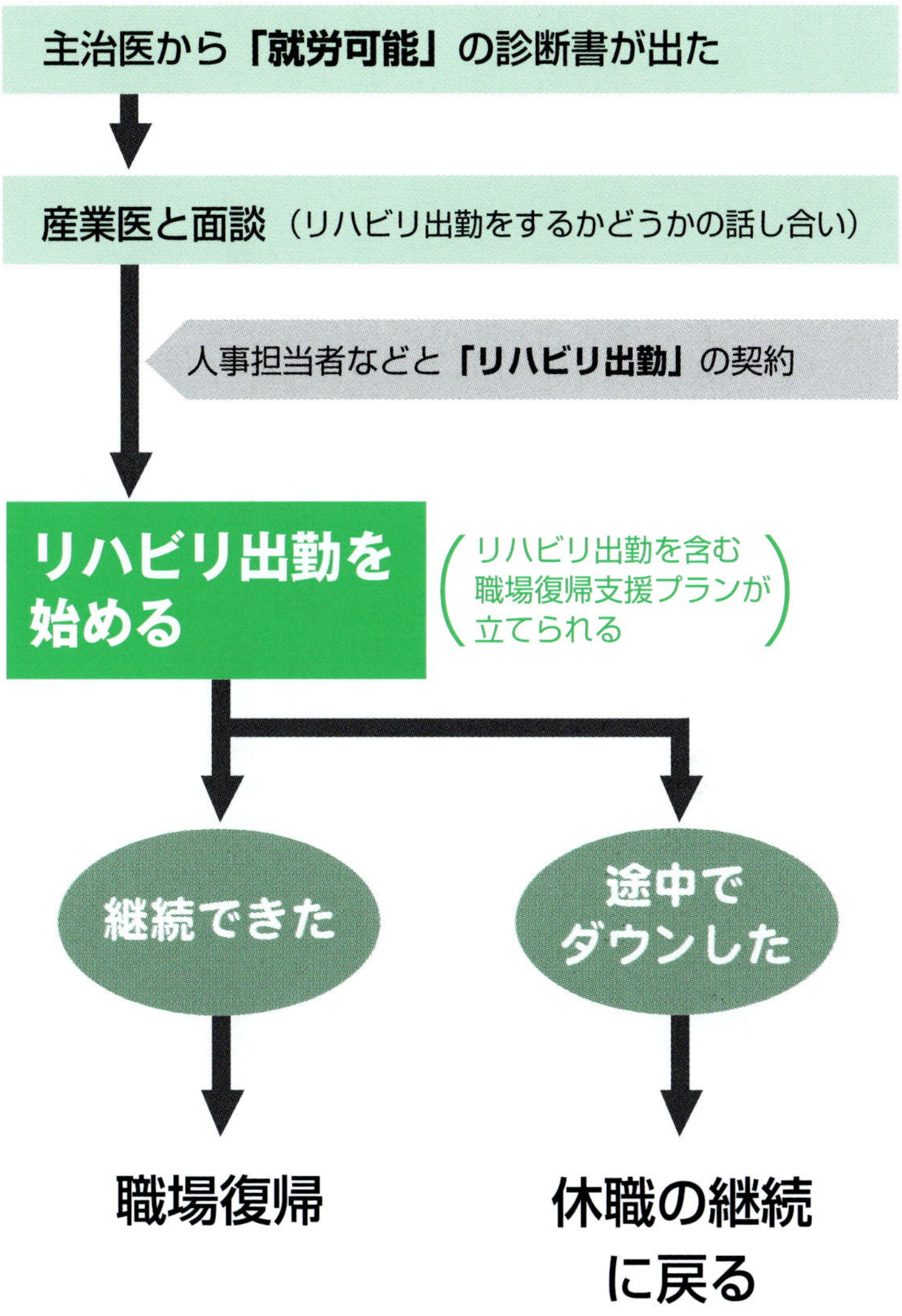
主治医から「就労可能」の診断書が出た
産業医と面談（リハビリ出勤をするかどうかの話し合い）
人事担当者などと「リハビリ出勤」の契約
リハビリ出勤を始める
（リハビリ出勤を含む職場復帰支援プランが立てられる）
継続できた
途中でダウンした
職場復帰
休職の継続に戻る

「うつ病」で6ヶ月休んだTさん

6ヶ月も経ったので職場復帰したいと主治医に相談すると、「病気は軽快しているが、働けるかどうかの判断は難しい」と言われたが、「みんなから取り残される感じがする。収入も減っているし」と話して、「就労可能」の診断書を書いてもらったTさん。

次に産業医と面談を2回行い、「リハビリ出勤」の治療契約を人事担当者との間で結んで「リハビリ出勤」を行うことになった。第1ステップは、朝10時からお昼まで簡単な作業をすること。5日間のうち4日は行けたが、1日は朝起きられず休みとなる。次の週は5日、なんとか行けた。第2ステップは、朝9時から午後3時まで。復職が迫っているので、彼の緊張は高まっていく。月曜日の朝、起きられない状態となる。次の日もダメであった。

職場に電話し、「出勤したいのですが、起きられません。今日は休みます。明日は必ず行きます」と言ったものの、2日目も3日目も行くことができなかった。上司から、「どうですか」と問い合わせの電話が入ったが、応答する気力が出ず、この1週は休んだままになってしまった。

結局、再度、産業医と面談し、「リハビリ出勤」は中止となった。産業医は、「もう１ヶ月間、休養加療が必要である」との診断書を書き、「無理しないで。もうしばらく、のんびりしましょう」と言うと、彼は、それを素直に受け入れた。

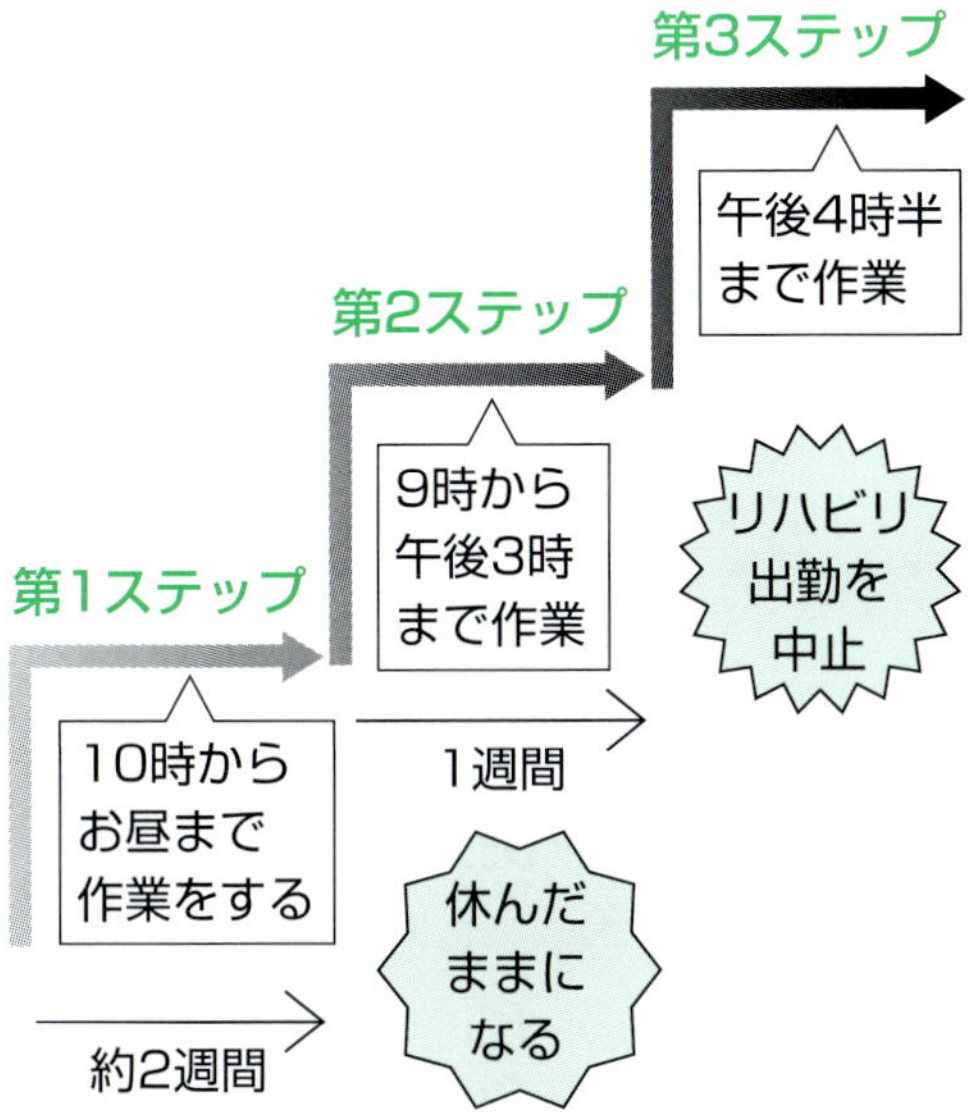
第3ステップ
午後4時半
まで作業
第2ステップ
9時から
午後3時
まで作業
リハビリ
出勤を
中止
第1ステップ
10時から
お昼まで
作業をする
1週間
休んだ
ままに
なる
約2週間

第2ステップに入ったとき、緊張感と焦りが高まり、身体が言うことをきかなくなったＴさんが職場に電話を入れると、上司は「リハビリ中ですから、無理はしないでください」と穏やかに応答。それでも心の負担感は増し、結局、その週から再びダウン。再度の産業医との面談では、「疲れました。行く気力が出ません」、「でも、収入が減ったので、妻にも心配をかけたくない」と話すと、「その焦った気持ちで無理を続けると、また再発し、元に戻りますよ」と言われ、休職継続を受け入れた。

早すぎた職場復帰

前ページの事例は「リハビリ出勤」をしたが、3週目にダウンしたケースである。この事例対応では、職場側の対応に何ら問題はない。ポイントは「うつ病」の状態が、一定時間作業を遂行するレベルまで回復していない状態だったことである。そこには患者さん本人や家族の焦りと無理が関与していた。

「うつ病」の症状が軽くなることと、決められた時間拘束され、作業ができることは、別問題である。「リハビリ出勤」の開始が早すぎたケースでもあるが、「リハビリ出勤」の実施で、症状が軽快している「就労可能」判断レベルと「就業できる水準」とのギャップが明らかになった実例とも言える。

現実には、症状の軽快レベルで短時間作業のうちは何とか続けられても、実際に職場復帰して通常の作業レベルの勤務に戻ってから1年以内に再発するケースが多い。それだけに、慎重に段階を踏んだ職場復帰支援プランを組むことが大事である。また、「リハビリ出勤」を行っていない事業所は、各都道府県に設置された「地域障害者職業センター」が行っているリワーク支援事業などが利用できるという情報提供をしてほしい。

早すぎた職場復帰、それぞれの理由

● 基準から見れば…

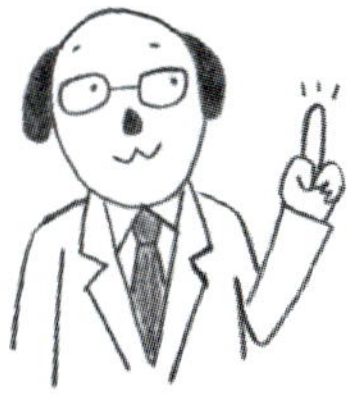

以下の条件に達していたか？

1 生活リズム（習慣）ができていたか？
2 ラッシュ時に通勤ができるか？
3 ５時間以上の拘束に耐えられるか？
4 週に５日勤務できるだけの体力はあるか？

● 本人には不安と焦りが

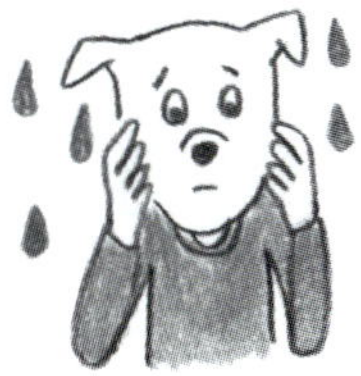

1 長く休むと給与（収入）が減少
2 長く休むと雇用への不安が…
3 仕事上のスキルへの不安が強くなる
4 家族の「出勤してほしい」という無言のプレッシャーを感ずる
5 「近所の眼」を気にする

● 家族には不満やイライラが

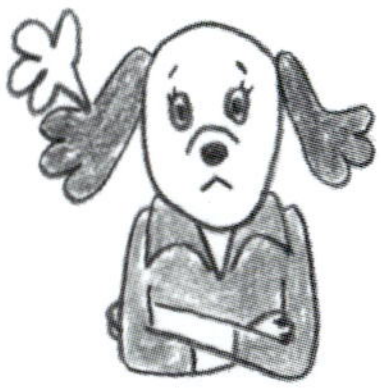

1 家にずっと、１日中居られても
2 かさばるような、うっとうしいような…
3 収入や雇用への不安が膨らんでくる
4 子どもの眼もある
5 「周囲の眼」も気になる

産業医や精神科医からの助言があれば

患者さんやその家族が抱く最大の不安は「雇用の保証」と「収入」にある。それが職場復帰への焦りと無理の最も大きな原因になっているとも言える。意外と知られていないのが、「病気を理由に解雇できない」ということである。前にも述べたが、労働安全衛生法にある「安全配慮義務」や「就業規則」で、病気休業中の雇用は保障されている。休職満了までの期間は、年単位の就業規則になっているのが一般的である。また、ほとんどの場合は健康保険などから、給与の3分の2程度の額が「傷病手当金」で補償されている。まずは、それをきちんと説明し、治るまでは焦らずに休んで治療が続けられることを助言してほしい。案ずることなく治療に専念できるほど、回復も早い。

また、病気の回復に関しては、「うつ病」は波がおさまるまで、待つことが大切。服薬などを始めても、すぐに回復の兆しが現れないと、よけい不安になる人もいるが、波がおさまるまではじっと休んでいればよいことをきちんと説明するのも治療の一環である。

さらに、無理して復職すれば再発につながることもしっかりと伝えるべき。「実際にそのケースがとても多いですよ」と一言添えておくことも忘れてはならない。

先生と話そう

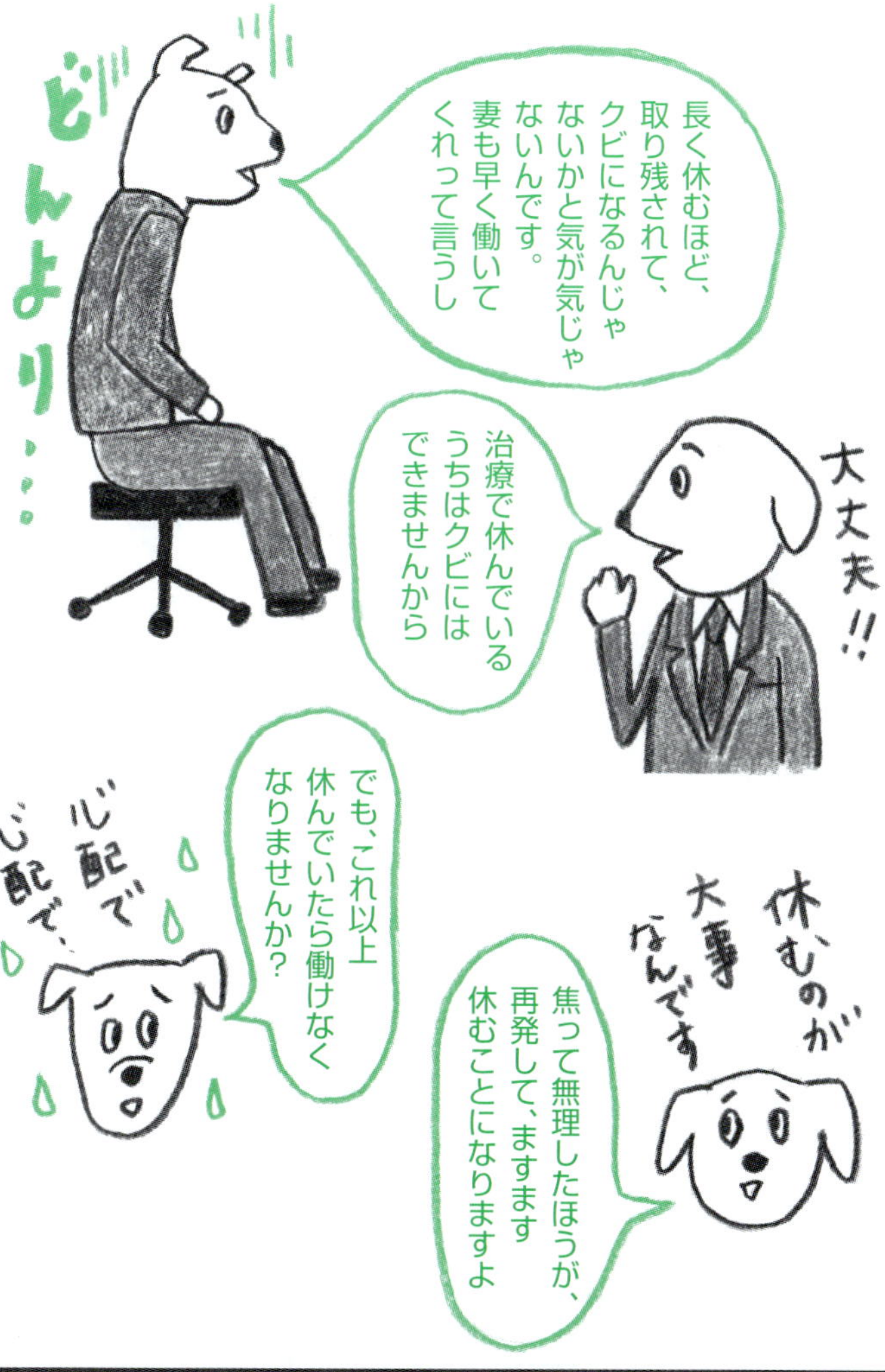
どんより・・・
長く休むほど、取り残されて、クビになるんじゃないかと気が気じゃないんです。妻も早く働いてくれって言うし
大丈夫!!
治療で休んでいるうちはクビにはできませんから
心配で心配で…
でも、これ以上休んでいたら働けなくなりませんか?
休むのが大事なんです
焦って無理したほうが、再発して、ますます休むことになりますよ

職場復帰支援、5つのステップ

「復帰可能」＝「いつも通り働く」ではない！

さて、心の健康問題で休業している従業員が円滑に職場復帰できるように、事業所はあらかじめ「職場復帰プログラム」を策定し、体制を整備してルール化しておく必要がある。厚生労働省では、このプログラムの基本的な内容を〈職場復帰支援の流れ、5つのステップ〉（左ページ）として手引きに示している。

ステップ1・2の時期が過ぎると、本人と産業医、職場関係者の3者面談により、より個別なケースに沿った「職場復帰支援プラン」が組み立てられ、「リハビリ出勤」も検討されるというわけだ。

「リハビリ出勤」も無事に終え、いよいよ復職が可能かどうかを決める大体の基準は、健康体の仕事能力の6～7割。3～6ヶ月後に7～8割のレベルに戻すペースで考える。「復帰可能」＝「いつも通り働く」わけではなく、管理監督者である上司は、復職してきたその日から業務サポートの方法や業務量の調整など、さまざまな配慮を行わなければならない。

職場復帰支援の流れ

5つのステップ

step 1

病気休業開始および休養中のケア

step 2

患者本人の復職希望

主治医の職場復帰可能の判断

step 3

産業医は職場復帰の可否の検討

職場復帰支援プランの作成
（産業医と本人、職場関係者の3者面談で）

step 4

復職 ポイントは仕事ができるか

プランの実施

step 5

職場復帰後のフォローアップ

これが『改定　心の健康問題により休業した労働者の職場復帰支援の手引き』（厚生労働省 中央労働災害防止協会）に準じた5つのステップである

支援プランは段階的に

失敗しない「職場復帰支援プラン」は、段階的に業務量を増やし、様子を見ながら本来の業務に戻すまで、ある程度の時間をかけて進めることである。まず定型業務を7割ぐらいで始め、それでも無理をして疲労感や緊張感が高まっていく様子がないか観察しながら仕事量を増やしていく。この段階では、「職場に慣れる、仕事へのリズムづくり」が目標となる。

仕事内容は「営業」なら「内勤」から始め、「窓口業務」も「内勤」から、「ライン作業」なら「周辺作業」から始める。定型業務が8～9割ぐらいできた時点で、本来業務に戻す。本来の業務には、いつも決まった定型ではなく、判断をしながら進めなければならないことが数々あるもの。そこで、本来業務に戻すといっても、休業前の仕事の10割をいきなり担当させずに、業務量は7割ぐらいから開始。管理監督者がサポートと観察をしっかり行いながら復職に導かなければならない。そのプロセスの詳細を左ページに示しておく。

また、再発防止のカギは通院と服薬の継続にある。周囲の目を気にせずに継続できるように配慮し、保健師や産業看護職、産業医などが面談しながら、雑談的な会話時の表情を見て「適応できているか」確認し、フォローアップしていかなければならない。

復職支援プランの実際（例示）

内容		「できているか」をチェック、〇なら次のステップに	判定	職場関係者の働きかけ
1	**定型業務を行う**			
	７割から行う	○	OK、次に	
	８割にする	○	OK、次に	
	９割にする	△	もう１週様子を見る	**課長が声をかけ面談をする**
		○	次のステップに	
2	**本来業務に戻す**			
	７割ぐらいから	△	もう１週様子を見る	**「どうですか、慣れてきましたか」、「慣れつつあります」**
		○	次のステップに	
	８割にする	△	もう１週様子を見る	**「しんどくないですか」**
	８割以上に	△	もう１週様子を見る	**「無理しないように」**
		○	次のステップに	
3	**「時間外勤務」について、産業医に本人が相談**			
	1ヶ月後、産業医と相談、時間外勤務OK	△	産業医、「もう１ヶ月様子をみる」と判断	**本人から時間外勤務の申し出があった**
		○		
4	時間外勤務１時間から始める			

無事に職場復帰を果たしたOさん

●生活リズムづくり

42歳、メーカーの課長代理。真面目できっちりしている人である。「うつ病」で治療中だったが、ある日、主治医から『うつ病』がよくなったので職場復帰を考えてもいい」と提案があった。本人が「まだ自信がない気がします。本当に行くことはできますか」と尋ねると、主治医は「生活リズムづくりがポイントです。朝の起床時間が一定になれば、リズムができますよ。まず、朝8時に起きるよう練習してください」と助言。彼は午前8時なら、スムーズに起きることができた。

●朝7時に起床

「では、次は朝7時に起きるように練習してみましょう」と、主治医から次の段階に移るアドバイスが。5日間のうち4日は実行できた。主治医はその報告を聞いて、「では、出勤に間に合う6時30分に起きるようにしましょう」と助言。実行できた。

●次は「通勤練習」

次に主治医は「では、『通勤練習』をしましょう」と勧めてくれた。まず、昼の時間帯に職場近くまで行く。その練習を3回ぐらいした。「よくできましたね。次は朝の通勤時間帯で練習してごらん」と勧められ、実施してみた。しかし駅まで行くことはできたが、ラッシュの時間帯なので、職場まで行くことはできなかった。主治医に報告すると、「少し疲れが出ているのかもしれませんね。この1週間は、休みましょう。次の週から練習してごらん」と言われ、1週間のんびり過ごした。次の週に練習してみた。今回はうまくいった。

●軽作業と職場への挨拶

報告を受けた主治医は、次に「図書館で4時間くらい、簡単な作業を数日続けてみましょう。午前中、会社にいるのと同じ気分でパソコンを使って、1時間入力してください。それができたら2時間、3時間と延ばしてください」と助言。それもできた。そこで主治医は「職場に、挨拶に行ってみてはどうか」と勧めた。長い間、職場に行っていなかったので、行くのには抵抗があったが、職場に行ったら、課長やみんなが温かく迎え入れてくれ、ホッとした。この結果を受けて、主治医は「就労可能」の診断書を書いた。

●リハビリ出勤

その報告を本人と上司から受けた専属産業医は3者面談を持ち、「職場復帰が可能である」という診断書を書いて「職場復帰支援プラン」を作成、「リハビリ出勤」が始まった。「第1ステップ」、「第2ステップ」は、ともにこなすことができた。「第3ステップ」の「1日に7時間、職場にいること」も、10回のうち9回できた。産業医との面談後、復職となる。

●コントロール

復職が決まってから産業医は以下の助言を行った。「『うつ病』の半数以上は再発しますから、主治医の先生と相談しながら、定期的通院と服薬を続けてください。当然のことながら治療初期に比べ、薬の量は減っていますね。現在、あなたが服用しているのを『維持量』といいます。現在の状態を維持するための量です、復職直後は治療中と異なりストレスが多くなりますから、通院と服薬をやめてはいけません」。

半年後、産業看護職が職場巡視時に面談。健診時には産業医も面談の時間を設けて、雑談しながら、職場に溶け込み仕事ができていることを確認。継続的なフォローアップで、復帰1年後も再発はなく、本来業務に戻り仕事を続けている。

リハビリ出勤の流れ

生活リズムづくり
朝の起床時間を一定に
（「朝８時起床を練習しましょう」）

７時起床
（「次は7時起床を練習しましょう」）

６時半起床
（「次は６時半起床を練習しましょう」）

通勤練習
通勤練習を始める
（「はじめは昼の時間帯に職場のそばまで行ってみましょう」）
（「次は朝のラッシュ時に職場のそばまで行ってみましょう」）

お休み
（「疲れたら１週間休んで」）

通勤練習
（「今度は５日間できましたね」）

軽作業
軽作業をしてみる
（「図書館で４時間ぐらい集中作業をしてみましょう」）

挨拶
職場に挨拶に行く

リハビリ出勤
職場復帰（リハビリ出勤）
（P165の第１～第３ステップ）

コントロール
服薬継続とフォローアップ

復帰する人をどう迎え入れてあげるか

初日の対応を大切に

復職が決まり、初日。治療のために長く休んでいた人にとっては、かなりの緊張感があって当然である。「休んでいる間、他の人には迷惑をかけていたはずだ」「心の病気だったので、変な目で見られないだろうか」など、不安や心配も多い。

そんな気持ちでいっぱいだったOさんの前で、上司は課員に向けて「かなり調子がいいので、Oさんは今日から復職しますよ」と告げた。課員からは「よかったね」や「ぼちぼちでいいよ」、「無理しないように」と声掛けがあった。彼は「課長や課員の対応がうれしかった。ガチガチになった体の緊張がほぐれていった」と話す。

多くの方々から職場復帰時に、本人に「どう対応したらよいのか」という問い合わせや質問がある。実際、難しい面もあるようだ。なぜなら、言葉は受け取り方によるから。そこで左ページに例示したような、親しみがこもり、負担をかけない言葉が良いと思われる。

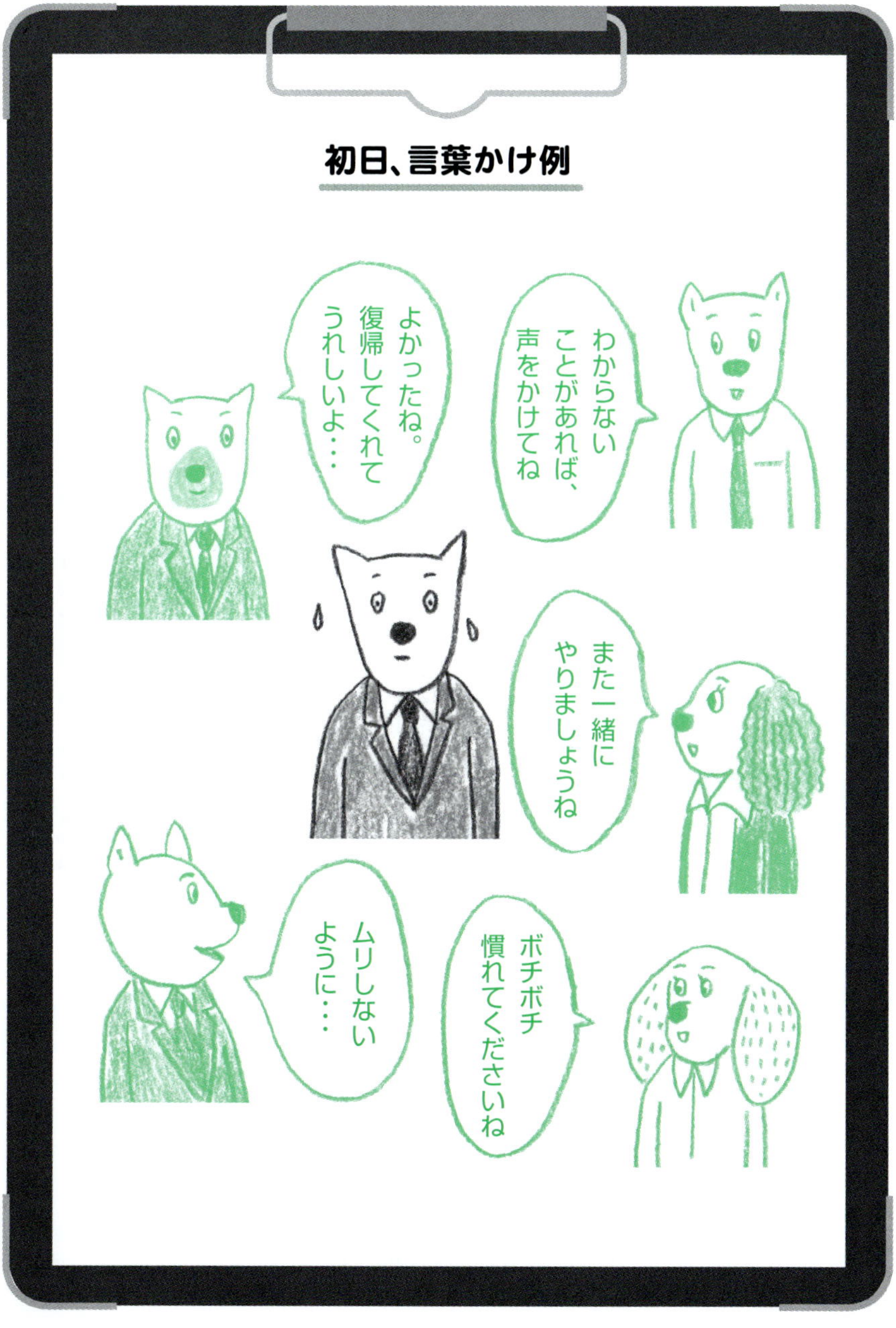
初日、言葉かけ例
わからないことがあれば、声をかけてね
よかったね。復帰してくれてうれしいよ・・・
また一緒にやりましょうね
ボチボチ慣れてくださいね
ムリしないように・・・

上司から部下への説明の方法

本人の承諾と、同席で

職場復帰ができても、初めから以前通りに働いてもらうわけではない。「職場復帰支援プラン」に従って、段階的に本来の業務に戻るまでには時間がかかる。そこで、上司から他の部下の人々に、これからどのような段階を踏みながら復職をしてもらうのか、説明をしたほうがよい。また、疲れが強く出たり、ぶり返す兆候が現れるかもしれない。周囲はその点にも理解と配慮をしながら、一緒に仕事をし、サポートしてほしい。

これらのことを初日に同じ部署全員に説明するのも難しいようだ。プライバシーが絡み、かつ対象者によって受け止め方や反応が異なるからである。病気のこともすべて開示すれば、プライバシーの侵害になる。そこで、次のページに私が勧めているものを例示したので参考にしてほしい。ここで大切なポイントは、あらかじめ本人の承諾をとったうえでみんなに説明すること。そして、本人の同席のもとで説明を行うことである。

●説明例

「皆さん、喜んでくださいね。Oさんは6ヶ月間、病気療養をしていましたが、このたび職場復帰ができました。うれしいことです。よかった、よかった。Oさんの今後の仕事について説明します。

1．Oさんは長い間休んでいたから産業医の先生を中心に、「職場復帰支援のプラン」を作成しました。最初の2ヶ月間ぐらいは「マニュアルがある仕事」をしながら慣れるようにします。
2．それができた段階で本来業務に戻りますが、6割ぐらいから始めます。
3．無理をすると再発しやすいので、最初の3ヶ月は定時より1時間早く帰っていただきます。
4．その後は通常時間帯まで働いても、残業はなしです。
5．時々、病気により、しんどくなることがあるようです。
そういうときは、そっとしておいて私に連絡してください。
6．回復は直線的によくなってはいかないようです。
「三寒四温」のように回復するといわれています。

皆さん、ご理解とご配慮のほど、よろしくお願いしますね。

三寒四温のようによくなっていく

　職場復帰をして、毎日仕事へ行けるようになると、本人はもちろん、誰よりも家族がほっとする。そして、「もうこれで大丈夫」だと思うようだ。

　しかし、うつ病は回復に向けて直線的によくなる病気ではない。このことを知っておかないと、再発のリスクが増す。わが国を代表する精神病理学者の一人でもある笠原嘉博士は、「回復は『三寒四温のように、よくなっていく』」と説明している。その通りである。三日寒い日があれば、四日ぐらいは温かい日がくる。これを繰り返しながら、徐々に温かい日が増え、陽気がよくなっていく。うつ病も同じだ。

　ところが、職場関係者の多くも、左の図のように直線的によくなると思っているので、注意してほしい。小さな波の振幅を繰り返しながら、徐々によくなり、波が静まってくる。さざ波が立っているときには無理をせずに、少し休みながら。ここで、「ぶり返しているのではないかと思われるから、休みたくない」などと無理をすると、再発をする。いきなり頑張りすぎているかもしれない。そのサインが「疲労感」や「おっくうな感じ」である。本人も周囲も、そのサインを無視せず、焦らずに回復させることが一番大切である。

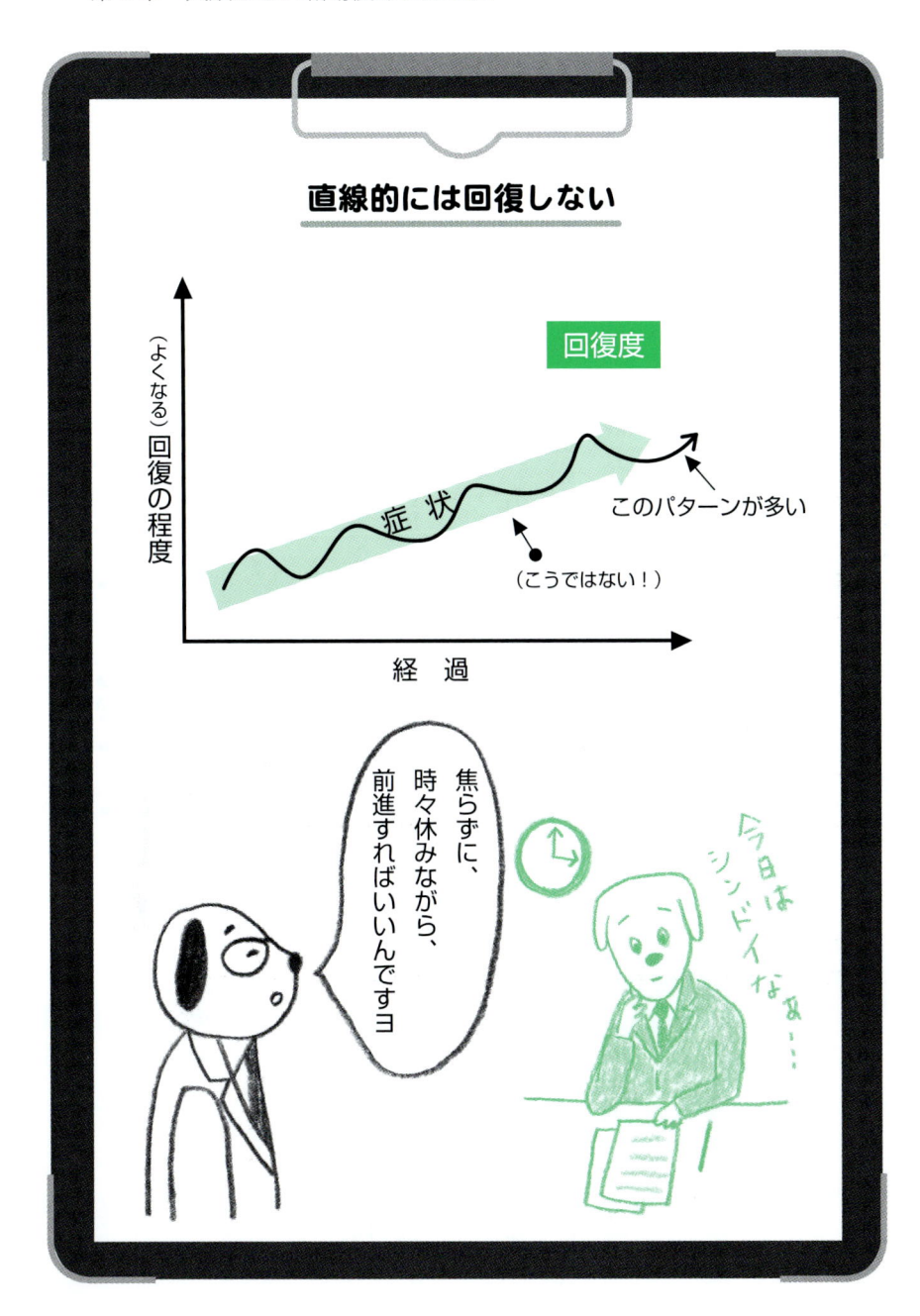

直線的には回復しない

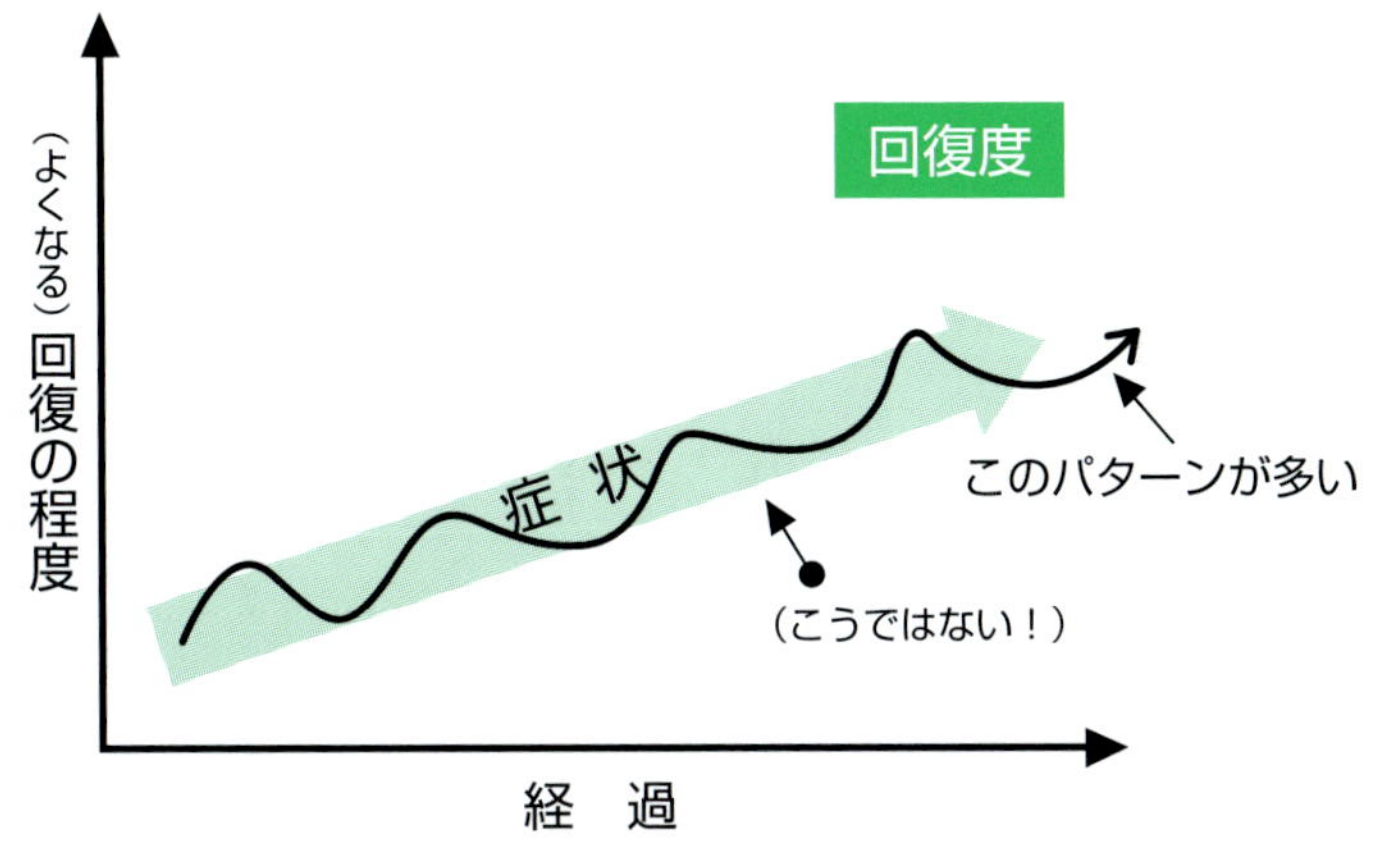
回復度
（よくなる）回復の程度
症状
このパターンが多い
（こうではない！）
経過

焦らずに、時々休みながら、前進すればいいんですヨ
今日はシンドイなぁ…

残業や出張はどうすればよいか

復帰後４ヶ月目、残業は？　出張は？

病休からリハビリ出勤を経て無事に3ヶ月が過ぎ、4ヶ月目に入ったOさん。課長が時々、仕事の進行具合を尋ね、疲労が蓄積していないかなど、きめ細かに声掛けをしてくれたおかげで、順調に適応している。

課長があらためて「どのくらい仕事のペースが戻ってきた感じですか？」と聞いてみると、「8割ぐらい戻りました」との応えが。付け加えて、「ただ、どこか今のやり方がわかりにくいのですが？」と質問が。課長は「君が休んでいたときに、やり方が一部変わったようですね」と時間をかけながら説明した。

このような状況で、仕事のスピードもアップ。そこで、「主治医の先生に1時間程度の残業はどうかと聞いてきてほしい」と伝えると、主治医からは「もう1ヶ月様子を見よう。大事をとって…」との返事が来た。課長はもう1ヶ月様子を見て再度、「主治医」に相談すると、「1時間程度の残業をしてもよい」との判断が出た。1時間の時間外勤務を行っている。

職場復帰後の出張・残業

これが原則

1 職場復帰後、出張や残業は数ヶ月なしでいく

2 「主治医や産業医」の判断を中心にして行う

3 残業は、最初１時間を目安にする

4 **残業の上限は月に40時間までとする（重要）**

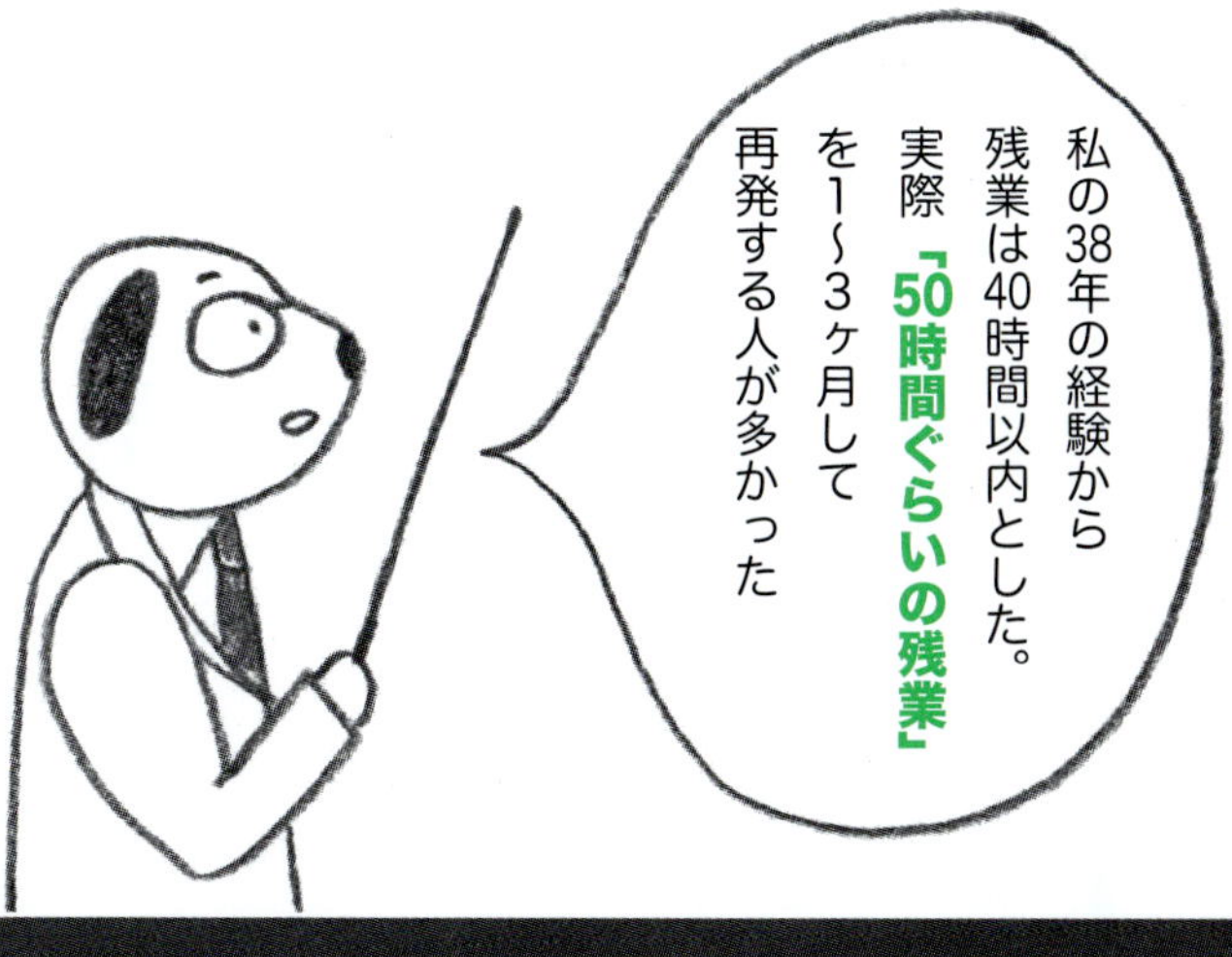
私の38年の経験から
残業は40時間以内とした。
実際「50時間ぐらいの残業」
を1～3ヶ月して
再発する人が多かった

第6章　要点整理

▽復帰を見極める診断書に関して、主治医と産業医の立場の違いを理解しておく。

▽復帰の基準には４つのレベルがあるが、望むレベルがそれぞれの立場で違う。

▽「就労可能」か「就業可能」か。それを見極めるために「リハビリ出勤」がよい。

▽無事に「リハビリ出勤」を終え、復帰が決まっても、段階的に業務に戻す。

▽復帰する人への対応や周囲への説明法のカギを知っておこう。

▽数ヶ月は残業なし、その後も残業の上限は40時間までとする。

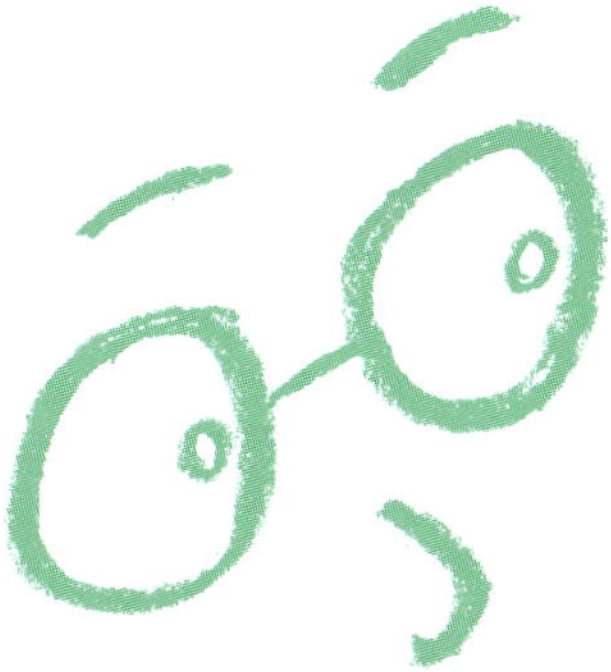

おわりに

「診断書」を出す立場から執筆

精神科医や産業医をしている私は「診断書」を出す立場にある。診断書をこのように読み、理解してほしい点が、現実には間違って対応されている。正しい読み方を知ってほしいと思ったのが本書執筆の理由である。

約40年の成果を、この一冊に

私は、企業を中心に職場メンタルヘルス活動を約40年にわたり実践してきた。主治医の役割もあれば産業医の役割もあった。あるいは講演などを中心にした啓発普及活動も行ってきたし、学会活動も調査、臨床研究や役員等、多岐にわたって行っている。

10社に関与し、活動した

関与した企業や組織は金融機関（メガバンクなど）やマスコミ（テレビ局や新聞社）、国家・

地方公務員、メーカーなど10ヶ所にのぼる。その活動や成果の総決算とも言うべき本である。経験値や経験則、活動成果などを盛り込んだ自信作でもある。

多くの人に読んでいただきたい

特に、人事・労務・総務担当者や管理職、産業医、産業看護職などの方々に読んでいただければ幸甚である。それが、ひいては職場メンタルヘルス活動の発展にささやかでも貢献できればと信じ、筆を置く。

本書の執筆にあたり、最初から最後まで助言と、見出しやイラスト案をご提案いただいた社会保険出版社出版部の萩原真由美様に謝意を表します。またイラストを作成していただいた吉泉ゆうこ様にも感謝しています。

二〇一五年九月

夏目　誠

夏目 誠（なつめ まこと）

奈良県立医科大学卒業。大阪府立公衆衛生研究所精神衛生部長心得、こころの健康総合センター部長を経て大阪樟蔭女子大学・大学院教授から名誉教授。現在は毎日放送や（株）デサントなど7社で精神科医・産業医として、どうメンタルヘルスを根付かせ、発展させるかについて、現場の見地から相談・診療、復職支援や講演等を行っている。

人事院・心の健康づくり指導委員会委員、日本産業精神保健学会常任理事で前・日本産業ストレス学会理事長。著書として「気づき力で変化をキャッチ」（中央労働災害防止協会）、「『スマイル仮面』症候群」（NHK 出版）、「勤続疲労に克つ」（ソフトバンク・クリエイティブ）などがある。

装丁・イラスト／吉泉ゆうこ

ストレスチェックを実施するなら、
「診断書」を読み解く力をつけろ

2015 年 10 月 31 日　初版発行

著　　者　夏目　誠
発 行 者　髙本哲史
発 行 所　株式会社 社会保険出版社
〒 101-0064　東京都千代田区猿楽町 1-5-18
電話（03）3291-9841（代表）　振替 00180-8-2061
［大阪支局］〒 541-0059　大阪市中央区博労町 4-7-5
電話（06）6245-0806
［九州支局］〒 812-0011　福岡市博多区博多駅前 3-27-24
電話（092）413-7407

落丁、乱丁のある本はおとりかえいたします。

ISBN978-4-7846-0287-2 C3047 ¥1300E